彩色版

单桂敏

灸除百病

单桂敏 ◎ 著

U0038790

吉林科学技术出版社

图书在版编目（CIP）数据

单桂敏灸除百病：彩色版 / 单桂敏著. -- 长春：
吉林科学技术出版社，2013.10
ISBN 978-7-5384-7178-6

Ⅰ．①单… Ⅱ．①单… Ⅲ．①艾灸－图解 Ⅳ.
①R245.81-64

中国版本图书馆CIP数据核字(2013)第238696号

单桂敏灸除百病 彩色版

著　　单桂敏
出 版 人　李　梁
特约编辑　刘建民
责任编辑　隋云平　孟　盟　张延明
模　　特　袁　芳　金北辰
封面设计　南关区涂图设计工作室
技术插图　南关区涂图设计工作室
开　　本　710mm×1000mm　1/16
字　　数　256千字
印　　张　15
印　　数　87 001-90 000册
版　　次　2014年1月第1版
印　　次　2017年6月第15次印刷

出　　版　吉林科学技术出版社
发　　行　吉林科学技术出版社
地　　址　长春市人民大街4646号
邮　　编　130021
发行部电话/传真　0431-85635176　85635177　85651759
　　　　　　　　　85651628　85600611　85652585
储运部电话　0431-86059116
编辑部电话　0431-86037565
网　　址　www.jlstp.net
印　　刷　长春新华印刷集团有限公司

书　　号　ISBN 978-7-5384-7178-6
定　　价　39.90元
如有印装质量问题可寄出版社调换

中国的医药疗法历史悠久、博大精深，在整个中华民族历史上占据着十分重要的地位。同样地，中医药疗法在人类医药学史上也书写了浓墨重彩的一笔。

许多人都知道中医的针灸疗法，却不知道"针"是针刺疗法，"灸"是艾灸疗法。弘扬传统医学，艾灸疗法应受到重视。艾灸疗法与其他传统和现代医学手段相比，特色明显，优势更不可替代。

如今，"亚健康"已不再是医学概念，而是为公众接受和关注的"生活质量"的重要组成部分。医学技术也因为公众和社会所需不断地调整着自身的发展方向：微创、整体医学、追求安全、重视预防和保健……大家不断地赞叹着医学科技的进步和人文化内容的强化。那么，我们为什么要忘记较之更加无创、更加注重整体、更加重视预防保健，甚至普通人就可以安全且方便地掌握并施行的医疗保健疗法——艾灸？如果拿艾灸疗法与现代医学疗法相比，就不得不提到艾灸疗法的另外一个优势——价廉，在"看病贵，看病难"的今天，艾灸可以反其道而行之。作为普通人群，掌握一点自我保健和针对小病小痛的方法，自己动手解决健康问题，我们何乐而不为？

《单桂敏灸除百病：彩色版》就是向读者介绍以艾灸疗法应对自身疾病的一本书。本书作者是被广大患者及家属称为"单阿姨"的著名艾灸专家单桂敏，她拥有丰富的中医诊疗经验，更重要的是她对患者的服务精神。

作为一名退休中医师，单桂敏以互联网为平台，毫无保留地向公众普及艾灸为主的自我保健、自我治疗方法。她以"我的从医感受"为题的健康博客拥有着数以亿计的访客量，博客文章数千并长期坚持与患者的互动。

《单桂敏灸除百病：彩色版》以图文并茂的形式，介绍了各类常见疾病的艾灸和其他辅助方法的治疗方案，以及艾灸疗法在亚健康状态和日常保健中的应用。此外，在本书编写过程中，还收录了作者健康博客中的医患互动内容，使这本书读来更真实、更贴近读者的生活。

我们将此书献给追寻健康、热爱生活的读者，因为艾灸疗法自古以来就是为人类谋求健康的工具，作为中医疗法的一份子在"济世"历史中有着重要贡献。弘扬传统医药，让它为我们所用，正如本书作者那样为百姓解除疾苦、捍卫健康，让艾灸疗法这一古老的医术为普通人掌握，让每一个读者拥有守护健康、远离疾病的本领。

愿本书成为读者亲近中医、学习中医、享受中医的一条捷径，让古老的中医疗法为人们健康所用。

卓信医学传媒集团　副总裁　赵　兵
2013年10月31日

应出版社之邀，能为单老师再版的图书《单桂敏灸除百病：彩色版》做序，我十分荣幸！

第一次接触单老师是在2009年，她来北京电视台做节目，出版社方面接待她的人是我朋友，恰好我也在录节目，在休息期间就一起聊了几句。

单老师一点也不像六十多岁的人，精神特别地好，也很健谈。那时我知道她是一位推广艾灸疗法的健康博客作者，拥有几千万的点击量，她的第一本书《单桂敏灸除百病》刚刚上市不久，销量不错。她还很热情地送了我一本，说3个月卖掉了5万册。5万册相对于专业书来说简直是天文数字了。后来才知道在大众阅读这个领域，能把一个之前很少人知道的内容写成书，短期内卖上排行榜，只有两个原因：第一就是这个疗法特别适合推广，这就是出版社的眼光了；第二就是写法要大众化，不然再好的疗法也无法推广，读者更不会买单。

因为我本人是学骨科的，习惯于看片子、做手术，所以对艾灸这种疗法实在是"不感冒"。聊天期间单老师介绍给我一些疗法，虽然我在学校也学过一些艾灸方法，但觉得没有那么神奇，感觉不会有那么好的疗效。此时正值《把吃出来的病吃回去》热销高峰，我对艾灸这个"神奇"的疗法更是心存疑虑。说实话，作为专业的医生，对于这类科普书存有很多怀疑，而且我不相信普通患者能够自己治好自己的疾病。所以对于医学科普，我认为其价值也就在于让读者了解一些医学知识就罢了，诊断、治疗这些活儿还是留给医生来干比较好。第一次的聊天最终以我的半信半疑而收场。后来张悟本被查出非法行医，医学科普书受到国家的管控，我更加觉得对于艾灸疗法的判断是对的。

2012年的一天，同学找我看病。他家里的亲戚，一个七十多岁的老人，腰疼得不行。我看了片子，典型的腰椎间盘突出症，椎间盘已经压迫了神经，这可难住了我。做手术？手术根本行不通，一是患者年纪大，手术有风险；二是患者血糖高，术后伤口不易愈合。辗转反侧，我想到了艾灸。

通过出版社的朋友打听，单老师还在推广艾灸疗法，已经出版了好几本书，都在热销。而且单老师是正规的执业医师，这样我心里算是有了点底。于是我抱着试一试的想法，让同学买了一本《单桂敏灸除百病》，按照书中的指导给老爷子艾灸。同学也是将信将疑地领着老人回了家。

大约两个月后，同学给我打电话，说老人的腰痛好了很多，现在家人每天给他灸两次，老人自己也逐渐能下床走动了。说实话，我也没想到在医院都没好的应对办法的腰突，艾灸治疗竟然有很好的疗效。他还说家人开始照书用艾灸降血糖，也有不错的效果。

放下电话，我找出书架上那本沾满灰尘的《单桂敏灸除百病》，开始仔细地翻看，原来艾灸疗法真的不简单。在后来的工作和生活中，我逐渐把艾灸疗法推荐给一些患疑难病的患者，也用来调理一些自己身体的小病，都收到了很好的疗效。

如今这本《单桂敏灸除百病：彩色版》的样书已经呈现在我面前，相比黑白的文字书，这本书中艾灸方法采用了彩色图解的方式。每个拍摄的角度都尽可能把艾灸疗法完美地呈现给读者，每小节后附的问答板块更是解决了艾灸施用者遇到的种种问题。我不禁感叹单老师用心之良苦，编辑工作之尽责，相比专业医学图书有过之而无不及。

在单老师的第五本书即将出版之际，回想当年我们的一面之缘及种种疑虑不禁暗笑。在此期待单老师这本新书大卖，也期望更多的人加入体验艾灸疗法、推广艾灸疗法的行列中来。

北京市中西医结合医院　医学博士　毕　锴

2013年11月4日

　　我总是想尽最大的努力帮助更多的人，于是把治病四十年的心得写下来放在网络博客上，希望与更多人分享我的治病经验，教会百姓自己治病，自己主宰自己的健康。没想到，越来越多的人阅读我的博客，越来越多的人找我看病，从此一发不可收拾。值得高兴的是，有很多基层医生在看了我的博客之后，用我的治疗方法来给百姓治病。现在，我的博文数已经达到了2300余篇，博客访问量已突破1.38亿。我几乎是"逢帖必回"，因为我希望所有人能在这里学到自己治疗疾病的方法。

　　我的博文积攒得多了，就汇总成了图书。2010年初，由我编写的《单桂敏灸除百病》一书在北京召开了新书发布会。随后的几年，我先后编写了《灸除百病的智慧》《艾灸扫除常见病》《单桂敏灸除百病2》等书。

　　我常说自己不是专家，我只是一个给人治病的老医生，我的治病方法是自己一点一点积累下来的。为了不出问题，我每用一种方法都在自己身上试验，没问题后才给病人用。比如古人说不能在面部、眼睛、外阴等处施灸，我经过多次试验发现，采用温和灸的方法无不良反应，而且还能治病。

　　我给病人治病是不拘形式的，有时候治病会用到针刺、艾灸、火针、放血等五六种方法，用综合疗法治疗病人才能好得快。之所以偏重介绍艾灸这种方法，是因为这种方法特别适合推广。艾灸疗法不需要什么专业性知识，没学过中医的老百姓自己在家就能做，而且安全、简单、花费也很少。现在我每天会收到很多人治病过程中的反馈，他们都是艾灸疗法的受益者。我希望越来越多的人可以加入到这个行列中来，有病的自己治病，没病的可以养生。用时髦的话说，就是给自己的健康买一份"保险"。

　　老百姓患了病最需要实惠、方便、简单、有效、可靠的治疗方法。那么学会了我教给大家的艾灸、刮痧、按摩、拔罐等绿色治疗方法，很多常见病便可以手到病除。

通过这本书，我希望可以达到同样的目的，帮助更多有需要的人，还是那句老话——健康体魄靠自己。如果您因为看了我的书，能够自己掌握艾灸这种治病养身的方法，做到灸到病除，再也不用总跑医院了，我的心愿就达到了。

我教给大家的这些方法，不仅简单易学，而且成本低廉。最重要的是有很多的人通过我教授的这些治疗方法治愈了自己的疾病；有很多人通过艾灸疗法孕育出了"艾灸宝宝"；有很多人用艾灸疗法治愈了疑难杂症。通过这些年的积累，我受到了很多网友的关注和爱戴。每天看到那么多人向我反馈用艾灸疗法治愈疾病的过程与效果，我真的特别高兴、特别激动。

希望这本书使更多的人学习并会用这些简单的治疗方法，使我们的身体更健康、更有活力。希望祖国的传统疗法得到更广泛的传播，让祖国医学不仅在中国家喻户晓，更能在世界上发扬光大！

2013年11月10日

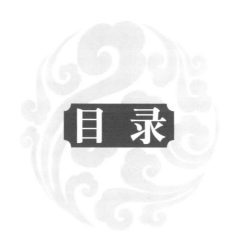

目　录

第一章　了解艾灸

经络纵横交贯，遍布全身，将人体内外、脏腑、肢节、肌肉联结成一个有机的整体。因为经络运行着气血，一旦经络不通、气血阻滞，那么相应的组织或者器官就会发生疾病或者不适。相应地，调节经络也可以调节我们的气血，从而调养我们的身体。

艾灸同其他经络疗法一样起源于砭石疗法，在中国有几千年的历史。艾灸具有效果显著、简便易行、经济实用的优点，几乎没有什么毒性，只要认真地按照规程操作，一般不会产生严重的不良反应。

第二章 艾灸治疗常见病

"针所不为，灸之所宜。"《黄帝内经·灵枢》中这句话的意思是说针刺不能治疗的疾病就用艾灸治疗。

艾灸具有调和阴阳、温通经络、驱散寒邪、行气活血、消瘀散结、温阳补虚、补中益气的作用，非常适合以"寒邪、气滞、元阳虚"为通病的现代人，所以灸法对很多常见病、慢性病具有很好的治疗作用。

内科

外科

妇科

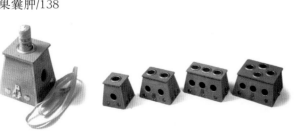

儿科

第三章 艾灸赶走亚健康

　　我们都知道生病了要去看病、吃药，但你是不是经常会遇到一些这样的情形，"总是身体不舒服还不清楚怎么回事儿，到医院去看病还查不出什么。"其实答案很简单，你的身体处于亚健康状态了。亚健康问题不解决，迟早会转变成疾病，进而影响工作和生活。

　　身体亚健康了也不用担心，艾灸通过火力把艾草的药力打入经络，调整人体阴阳，使之恢复平衡状态，可以迅速把亚健康赶出我们的身体。

第四章 艾灸保健效果好

　　除了治病之外，养生也是艾灸的一大用途。因为艾灸可以提升人体阳气，阳气充足，外邪不能侵犯，人自然就健康。灸法养生简单易行且效果显著，广受欢迎。

　　养生灸没有定式，您可以按照我推荐的方法自由组合，没准哪一天，您也能成为艾灸养生大师。

第五章 单氏经络保健操

　　总有人夸我这个六十多岁的人硬朗、精力充沛，其实这和长期练习两套操不无关系。早上练一次赖床操，等于在赖床的同时对全身的经络进行一次总动员，一天都精力充沛。而单氏颈椎保健操是我在写博客、整天坐在电脑前上网的过程中琢磨出来的。这套颈椎保健操在我写博客的5年里很好地保护了我这个老太太的颈椎，让我能够无所顾忌地上网、写博客。

　　我把这两套操写在书中，希望有更多的人从中获益。

※本书中定位所用到的寸都为骨度分寸（详见009页）

经络纵横交贯，遍布全身，将人体内外、脏腑、肢节、肌肉联结成一个有机的整体。因为经络运行着气血，一旦经络不通、气血阻滞，那么相应的组织或器官就会发生疾病或者不适。相应地，调节经络也可以调节我们的气血，从而调理我们的身体。

艾灸同其他经络疗法一样源于砭石疗法，在中国有几千年的历史。艾灸的是穴位及周围的一个区域，不是穴位这一个点，这样就避免了找穴不准的困难，只要大致地定位在穴位附近就可以了。而且艾灸好施行，说白了就是烤。只要拿着艾条在穴位附近烤，你就是在进行艾灸。

因此，艾灸具有效果显著、简便易行、经济实用的优点，几乎没什么毒性，只要认真地按照规程操作，一般不会产生严重的不良反应。

第一章

了解艾灸

寒邪、气滞、元阳虚是现代病的病根

我行医这么多年了，尤其是最近10年，我发现高血压、糖尿病、颈椎病、腰椎病、肩周炎等都变成了常见病，这些常见病还有一个共同的特点，就是患病的根源多是因为寒邪或者各种原因导致的气滞。最终我总结出为什么寒邪这么容易侵袭现代人的身体，为什么这么多现代人的身上都有气滞存在，根源就是他们的元阳虚。

我行医到现在有四十多年了。我最开始行医的时候，常见的疾病都是一些劳损性或疼痛性疾病，而到了今天，以前很少见的高血压、糖尿病等都成了现代人的常见病。尤其是现在的青壮年人，他们的身体状况明显不如我们这一代人年轻的时候。我治过很多青壮年病人，他们不是有颈椎病、腰椎病、肩周炎等疾病，就是有头痛、失眠、健忘等亚健康表现。

无论是针、灸、按摩，还是服用中药，中医在应用前都要辨证论治，所以，我们总听说某人的感冒是表热感冒、腰痛是阳虚腰痛等。中医的辨证方法有很多，但是阴阳、表里、寒热、虚实这八纲是最基础、我们老百姓最好理解的辨证方法。

表1-1 八纲辨证对照表

表　证	里　证
皮毛、肌肤和浅表的经络属表 病在肌表，病位浅而病情轻	脏腑、血脉、骨髓及体内经络属里 病在脏腑，病位深而病情重
寒　证	**热　证**
感受寒邪或机体阳气不足表现的证候 阴盛或阳虚的表现	感受热邪或机体阳气偏盛表现的证候 阳盛或阴虚的表现
虚　证	**实　证**
正气不足表现的证候 正气不足，而邪气也不盛	邪气过盛表现的证候 邪气过盛，但正气未衰
阴　证	**阳　证**
里、虚、寒证都属于阴证 多指里证的虚寒证	表、实、热证属于阳证 多指里证的实热证

疾病要从八纲的4个方面一步步地辨别。例如先要分清是阴证还是阳证，然后看是寒证还是热证，一步步地鉴别下去。

以初期感冒为例，我们通过八纲辨证法，得出的结果可能是表阳实热证。有了这样的分析，我们才能对证治疗。

那么，怎么快速分辨阴阳、表里、寒热、虚实呢？我把它们的症状表现列成表，这样大家一看就明白了。

表1-2　八纲症状速查表

八　纲	症状表现
表　证	恶寒重，发热轻，头、身疼痛明显，流清涕，口不渴。苔薄白，脉浮
里　证	因脏腑气血阴阳失调所致，其临床表现复杂多样，可以说凡不属于表证的一切证候皆属于里证，即所谓"非表即里"
寒　证	畏寒、形寒肢冷，口不渴或喜热饮，面色白，咳白色痰，腹痛喜暖，大便稀溏，小便清长。舌质淡，苔白，脉沉迟
热　证	发热，不恶寒，烦躁不安，口渴喜冷饮，面红目赤，咳痰黄稠，腹痛喜凉，大便燥结，小便短赤。舌质红，苔黄，脉数
虚　证	面色苍白或萎黄，精神萎靡，身疲乏力，心悸气短，形寒肢冷
实　证	高热，面红，烦躁，谵妄，声高气粗，腹胀满疼痛而拒按，痰涎壅盛，大便秘结，小便不利，或有瘀血肿块，水肿，食滞，虫积。舌苔厚腻，脉实有力
阴　证	身畏寒，不发热，肢冷，精神萎靡。脉沉无力或迟
阳　证	身发热，恶热，肢暖，烦躁口渴。脉数有力

通过上面的表格，大家很容易就能用八纲辨证来判断自己的糖尿病、高血压、感冒等疾病是什么证。多年来，我也在用八纲辨证指导临床中的艾灸治疗。其实，治病的方法都一样，水平高超的医生的高明之处就是对于某些复杂的病证能分清是寒还是热，是虚还是实。

我再说下大家总听到的"气滞血瘀、寒邪阻肺"等是怎么回事儿。中医发展了几千年，对疾病的致病因素有深刻的认识。中医理论把致病外邪分为六淫：风、寒、暑、湿、燥、火。这6种外界正常的自然气候如果侵入了人体，造成人体内的气血不通或者气血亏虚，人就得病了。

表1-3 六淫易伤脏腑及致病特点对照表

六 淫	致病特点	易伤及脏腑
风 邪	病位游移不定；发病急骤，变化无常；多兼其他病邪	肝
寒 邪	表现寒象；阻滞气血，多见疼痛；腠理、经脉、筋脉收缩拘急	肾
暑 邪	上犯头目，扰及心神；易伤津耗气；多见暑湿夹杂	脾、心
湿 邪	易阻滞气机；病程缠绵难愈；多见头身肢体困重	脾
燥 邪	易耗伤津液；易于伤肺	肺
火 邪	易伤津耗气；易扰心神；易致阳性疮痈	心

我们在辨别了致病的因素之后，就可以说这个人是中了寒邪还是风邪等。

尤其是最近十几年，我发现除了前面所说的疾病变成了常见病外，这些常见病还有一个共同的特点，就是患病的根源多是因为寒邪或者各种原因导致的气滞。最终我总结出为什么寒邪这么容易侵袭现代人的身体，为什么这么多现代人的身上都有气滞存在，根源就是他们的元阳虚。

所以，我归纳现代人常见疾病的病根主要是3个：寒邪、气滞、元阳虚。知道了病根，那么平时在生活中，我们就要尽量保养自己，远离这些致病因素。

表1-4 导致寒邪发病的常见病因及相应症状表

寒 邪	导致人体的不适
冷 饮	脾胃寒痛
空调冷气	关节寒痛
贪凉露宿	全身酸痛

表1-5 导致气滞发病的常见病因及相应症状表

气 滞	导致人体的不适
郁怒不解	胸胁胀痛、头胀头痛
思虑过度	食欲不振、脘腹痞满
突然受惊	气血失调、惊慌失措

补养元阳的最好方法就是做保健灸，关于这一点我会在后面的章节中详细介绍。

驱、补、通、调的艾灸最适合现代人

　　针刺的效果比较好，但它不适合老百姓在家自己施行。一是找穴必须要准，找不准针刺的部位，治病的效果就不好，而且找错了穴位的针刺还可能会引起其他不适；二是针刺对手法要求高，不练上一段时间，就算你拿了针灸针、找对了穴位，一样扎不进去。

　　艾灸灸的是穴位及周围的一个区域，不是穴位这一个点，这样就避免了找穴不准的困难，只要大致定位在穴位附近就可以了。而且艾灸好施行，说白了就是烤，只要拿着艾条在穴位附近烤，你就是在进行艾灸了。当然，艾灸除了适合老百姓实施之外，还是现代人三大病根的克星。

　　最开始行医的时候，我是跟着带我的老师做针刺。为什么做针刺呢？因为那时在乡下，医生手头的药品紧缺，医院的条件也不好，针刺简单易行、见效快，治好了无数的老乡，因此在乡下干过医疗的大夫都会对针刺有一种特殊的感情。那么针刺为什么会有这样好的效果呢？这就要从人体的经络说起了。

　　中医认为人体上遍布着无数的类似网格一样的组织，这些组织被称作"经络"。经络中通行着气血，气血滋养着我们的身体。"经"的原意是"纵丝"，有路径的意思，简单说就是经络系统中的主要路径，存在于机体内部，贯穿上下，沟通内外；"络"的原意是"网络"，简单说就是主路分出的辅路，存在于机体的表面，纵横交错，遍布全身。《黄帝内经·灵枢·脉度》说："经脉为里，支而横者为络，络之别者为孙。"经络纵横交贯，遍布全身，将人体内外、脏腑、肢节联结成一个有机的整体。因为经络中通行着气血，一旦经络不通、气血阻滞，那么相应的组织或者器官就会发生疾病或者不适。相应的，调节经络就可以调节我们的气血，从而调养我们的身体。

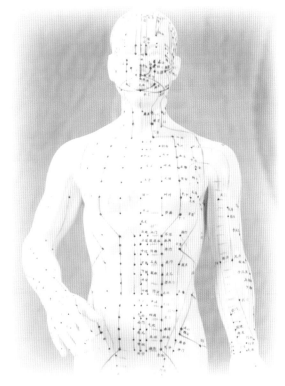

图1-1　人体经络图

表1-6　经络作用详解表

经络作用	详　解
沟通表里上下联系脏腑器官	人体由五脏六腑、四肢百骸、五官九窍、皮肉筋骨等组成，它们各有其独特的生理功能。只有通过经络的联系作用，这些功能才能达到相互配合、相互协调，从而使人体形成一个有机的整体
通行气血濡养脏腑组织	气血是人体生命活动的物质基础，必须通过经络才能输布周身，以温养濡润各脏腑、组织和器官，维持机体的正常生理功能
感应传导	经络有感应刺激、传导信息的作用。当人体的某一部位受到刺激时，这个刺激就会沿着经脉传入人体相关脏腑，使其发生相应的生理或病理变化，而这些变化又可通过经络反应于体表。针刺中的"得气"就是经络感应、传导功能的具体体现
调节脏腑器官规律机体活动	经络能调节人体的机能活动，使之保持协调、平衡。当人体的某一脏器功能异常时，可运用针刺等治疗方法来激发经络的调节功能，从而使功能异常的脏器恢复正常

　　我们做针刺的时候，还有一个很重要的知识要了解，就是穴位。穴位也叫腧穴，是人体脏腑经络气血输注出入的特殊部位。也就是说，穴位是经络上的一个个特殊的点，我们用相同的方法刺激经络上的其他点，就不如直接刺激穴位效果好，所以就有了临床上的刺某某穴的说法。

　　那后来我为什么放弃了这么好的针刺疗法而选择了艾灸呢？那我就来说说针刺的缺点。一是找穴必须要准，找不准针刺的穴位，效果就不好，找错了穴位的针刺还可能会引起不适；二是针刺对手法要求高，没练上一段时间，就算你拿了针灸针，找对了穴位，一样扎不进去。

　　后来找我针刺的患者越来越多，我根本治不过来，于是就想教会他们自己给自己治病。什么方法既容易操作，又安全有效呢？那就是艾灸。

　　首先，艾灸灸的是穴位附近的一个区域，不是穴位这一个点，只要大致定位在穴位附近就可以，这样就免除了找穴的困难。其次，艾灸好施行，艾灸说白了就是烤，只要拿着艾条在穴位附近烤，你就是在进行艾灸了。当然，艾灸除了适合老百姓施行之外，还有很多优点，我把它列在下面的表格中。

表1-7　艾灸疗法的特点详解表

艾灸作用	详　解
调和阴阳	人体阴阳不平衡是疾病发生和发展的根本，运用艾灸疗法的调补作用，达到调和阴阳之功效

温通经络，驱散寒邪	艾叶性温加之点燃熏灸，使热力深达肌层，温气行血，所以艾灸具有温通经络、散寒除湿、调理气血、宣痹止痛之功效
行气活血，消瘀散结	气见热则行，见寒则凝，气温则血行。艾灸为温热刺激，可以使气血协调，营卫和畅，血脉和利而行气活血，消瘀散结
温阳补虚，补中益气	艾灸通过热力把艾草的药力打入人体经络，可起到益气温阳作用
回阳救逆	艾灸某些穴位可起到急救作用
防病保健，强身益寿	艾灸补充人体正气，提高抗病能力，是较好的保健养生方法

艾灸具有效果显著、简便易行、经济实用的优点，几乎没有什么毒性，只要认真按照规程操作，人体一般不会产生不良反应。

我把艾灸的功效总结为"四效"——驱寒邪、补元阳、通经络、调正气这四种效果，所以它就具有病治病、未病寻病、无病养生这3个不同层面的作用。

表1-8 艾灸的功效表

艾灸效果	作用详解
驱寒邪	艾草属纯阳之性，对治疗寒邪、阳虚有奇效。用艾叶泡脚，或把艾叶制成香囊佩戴在身上，同样能达到固阳驱寒的目的。灸火能产生活跃的能量，对经络有激发、疏导的作用，可以疏通经络、调和气血。艾灸的火性加药力是寒邪的克星
补元阳	现代人由于不良生活习惯加之工作繁忙、压力过大，很容易早衰，元阳之气衰弱，正气不能抵御邪气的入侵。养生灸，就是在关元、命门、足三里等几个大穴上做艾灸，这样能很好地提高正气，人体自然也就能抵抗邪气不生病了
通经络	经络不通最典型的表现就是疼痛，经络是气血的通道，经络通了，气血的运行就顺畅了，疼痛自然就消失了，这就是中医所说的"通则不痛"。艾灸通过火力使药力得到发挥，强行把经络中瘀滞化掉
调正气	正气是人体与病邪斗争的能力。正气不足是发病的内因。明朝《医学入门》中说"虚者灸之，使火气以助元阳也；实者灸之，使实邪随火气而发散也。"可见，艾灸这种方法对虚、实疾病都有效

《黄帝内经·灵枢》中说"针所不为，灸之所宜"，《医学入门》中提到："药之不及，针之不到，必须灸之。"既然艾灸简便易行、安全且见效快，还具有驱寒邪、补阳气、通气血、调正气的作用，那么它就是最适合向大家推广的治病方法了。

常用的取穴法

很多人都觉得中医经络很神奇、治疗手法很奇妙，也想学个一招半式。可一到实际应用时却无从下手，面对具体病症，穴位的定位难倒了很多人。其实，中医的经络循行和穴位定位都是有一定规律的，有的甚至还有一些窍门，所以找到这些穴位并不是什么难事。

前面提到了经络和穴位，在所有用到穴位的地方总有"某某穴，在某某部位旁几寸"这样的定位法，那么这是怎么回事呢？

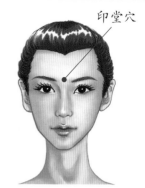

图1-2　印堂穴位置图

常用的取穴方法有以下几种

1. 解剖标志取穴法：即根据人体的体表标志去确定穴位位置，简单地说，就是有些穴位定位是以人体身上的解剖标志为根据的。人体的解剖标志很多，如肚脐、眉心、脊椎、脚踝等，都是很容易找到的体表位置。有了这些明显的体表位置作标尺，你只要看一下，就可以找出正确的穴位。比较常见的有：印堂穴，它就处于两眉头的中间；膻中穴，就在人体的两乳头连线的中间；神阙穴，在肚脐的中间；大椎穴，在低头时颈部位置最高的第七颈椎棘突下等。这些穴位都可以通过直观的寻找来确定，所以说解剖标志取穴法是最为简单的取穴方法。

2. 手指同身寸法：即以患者的手指为尺寸标准来测量定穴的方法，是专业按摩和针灸治疗常用的方法。临床常用又分成以下3种：一是拇指同身寸法，即以患者拇指指关节的横度作为1寸，适用于四肢部的直寸取穴；二是中指同身寸法，即以患者中指中节屈曲时，内侧两端纹头之间的距离作为1寸，多用于四肢部取穴的直寸和背部取穴的横寸；三是横指同身寸法，又名"一夫法"，是将患者示指、中指、环指和小指四指伸直并拢，以中指中节横纹为准，以四指宽度作为3寸。如下图所示：

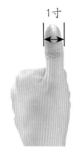

图1-3　拇指同身寸法

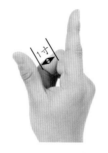

图1-4　中指同身寸法

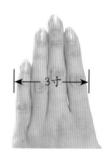

图1-5　横指同身寸法

3. **骨度分寸法**：根据人体的骨节来选定穴位，这种方法叫骨度分寸法，也就是利用人体的骨节作为标准测量全身各个部位的大小和长短。根据它的尺寸可以折合成比例作为定穴的标准。但是这种方法存在一定的弊端，因为每个人的骨节的长短不一样，也就决定尺寸定穴并不适合所有人。人体的全身骨度尺寸可以参考下表。

表1-9 常用骨度分寸表

分 部	起止点	常用骨度	度量法	说 明
头 部	前发际至后发际	12寸	直寸	如前后发际不明，从眉心至大椎穴作18寸，眉心至前发际3寸，大椎穴至后发际3寸
	耳后两完骨（乳突）之间	9寸	横寸	用于量头部的横寸
胸腹部	天突至歧骨（胸剑联合）	9寸	直寸	胸部与肋部取穴直寸，一般根据肋骨计算，每一肋骨折作1寸6分；"天突"指穴名的部位
	歧骨至脐中	8寸		
	脐中至横骨上廉（耻骨联合上缘）	5寸		
	两乳头之间	8寸	横寸	胸腹部取穴的横寸，可根据两乳头之间的距离折量。女性可用左右缺盆穴之间的宽度来代替两乳头之间的横寸
背腰部	大椎以下至尾骶	21寸	直寸	背部腧穴根据脊椎定穴。一般临床取穴，肩胛骨下角相当第7（胸）椎，髂嵴相当第16椎（第4腰椎棘突）
	两肩胛骨脊柱缘之间	6寸	横寸	
上肢部	腋前纹头（腋前皱襞）至肘横纹	9寸	直寸	用于手三阴、手三阳经的骨度分寸
	肘横纹至腕横纹	12寸		
侧胸部	腋以下至季胁	12寸	直寸	"季胁"指第11肋端
侧腹部	季胁以下至髀枢	9寸	直寸	"髀枢"指股骨大转子
下肢部	横骨上廉至内辅骨上廉（股骨内髁上缘）	18寸	直寸	用于足三阴经的骨度分寸
	内辅骨下廉（胫骨内髁下缘）至内踝高点	13寸		
	髀枢至膝中	19寸	直寸	用于足三阴经的骨度分寸；"膝中"的水平线：前面相当于犊鼻穴，后面相当于委中穴
	臀横纹至膝中	14寸		
	膝中至外踝高点	16寸		
	外踝高点至足底	3寸		

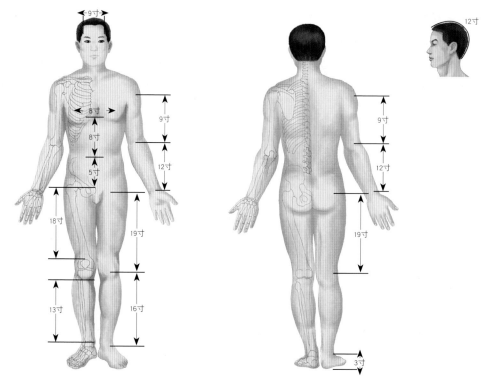

图1-6 标准人体骨度分寸图

取穴时需要明确以下问题

1. 艾灸作用的是一个面，不是一个点：艾灸时，穴位的选取不必和书上描述的位置分毫不差，艾灸作用的是一个以穴位为中心的区域，不像针刺对穴位的定位要求那么严格。

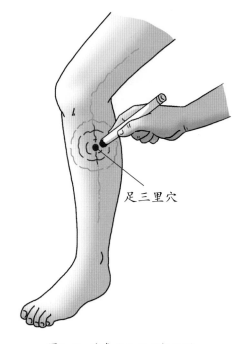

图1-7 艾灸足三里穴机理图

2. 人体的穴位是对称的：人体十二正经上的穴位是通过位于人体正中央的正中线划分的，右边和左边是相互对称的。

3. 酸胀、麻木及疼痛是找到穴位的标志：初学者找穴位的时候，经常有这样的疑问："我找到的是正确的穴位吗？"那么，初学者怎样才能知道自己已经找到穴位呢？其实只要你在按压穴位的时候，有酸胀、麻木及疼痛的感觉，或者疾病引起的疼痛得到了缓解或者消除，就证明你已经找到了穴位。

通过上面的方法找到大体穴位后，就用彩色笔把它标记出来，这样在实施艾灸的时候就可以有的放矢了。

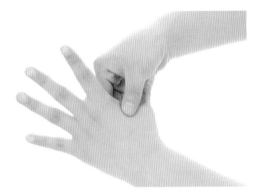

图1-8 穴位定位

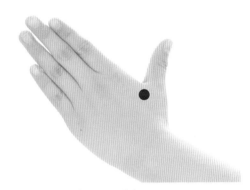

图1-9 穴位标记

*除了位于人体中央的穴位外，其他穴位都是成对的，左右两边各有一个。

艾灸的常用方法

艾灸同其他经络疗法一样起源于砭石疗法，在中国有几千年的历史，在这期间不断改进、发展，演变出很多新的流派和方法。根据不同的标准，可以把艾灸的方法分成很多种，我把其中适合老百姓使用的方法介绍给大家。

艾灸源于砭石疗法，在中国有几千年的历史，种类众多，在相互交叉、影响的过程中出现了很多不同的方法。我根据多年的经验总结，把艾灸的分类进行了简化。

按照艾灸的燃烧材质分类

根据艾灸用到的燃烧材质不同，可分为艾灸和雷火灸。如果没有特殊的说明，我们通常所说的艾灸，就是指纯艾叶的艾灸。

雷火灸是以经络学说为理论基础、以现代医学为依据，采用纯中药配方，在古代雷火神灸的实按灸基础上，改变其用法与配方创新发展而成的治疗法。雷火灸利用药物燃烧时的热量，通过悬灸的方法刺激相关穴位，激发经气，使局部皮肤的毛孔开放，药物透达体内，从而起到疏经活络、活血通窍、改善周围组织血液循环的作用。根据患者不同的症状，雷火灸所用的加入艾条的中药也不同。

图1-10　清艾条（纯艾条）

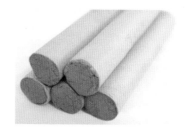

图1-11　艾绒中加入中药　　　　图1-12　成品雷火灸艾条

*如果没有特殊说明，本书中所说的艾灸，都是指用纯艾条进行的艾灸。

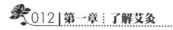

按照热力的强度分类

按照热力的强度把艾灸分为温和灸与瘢痕灸（化脓灸）。温和灸就是热力保持在皮肤承受的限度内，只要觉得烫就可以移开数秒，然后接着灸。这样灸处的皮肤只会微微发红，不会形成灸疮、灸疱或者瘢痕。温和灸分为悬灸、回旋灸、雀啄灸和温灸器灸。温和灸没有瘢痕灸力量强，适合慢性病、常见病及日常保健。

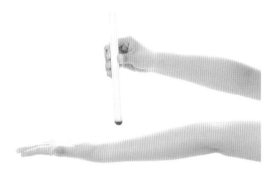

图1-13　艾条悬灸

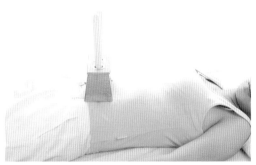

图1-14　艾灸盒灸

悬灸是将燃着的艾灸条悬在穴位上2～3厘米，静止不动。悬灸可以用艾灸盒来代替。一般每个穴位艾灸的时间是15～30分钟。回旋灸的手法与悬灸类似，但要将艾条围绕着穴位局部做顺时针或逆时针的旋转。回旋灸的作用范围大，适用于风湿痛和面神经麻痹等症。雀啄灸则是在穴位上做一上一下、忽远忽近的灸法，类似鸟雀啄食的动作。雀啄灸的热感强，操作时要避免灼伤皮肤。

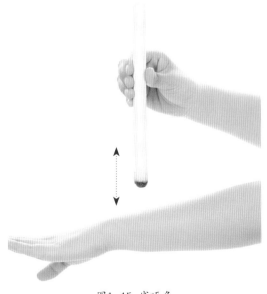

图1-15　雀啄灸

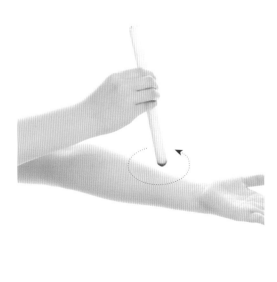

图1-16　回旋灸

瘢痕灸就不一样，用小艾粒直接灸或者是隔姜灸，艾粒燃烧到后期都会有一过性的灼痛感，灸后形成灸疱，溃破后形成灸疮或瘢痕，会在皮肤上持续一段时间后消除。瘢痕灸分为直接灸和隔物灸。瘢痕灸力量强大，适合重病或治病急切的患者。

直接灸的操作方法：先用彩色笔标记艾灸的部位，选用质地较好的艾绒，根据需要将艾绒捏成米粒大、黄豆大、蚕豆大的艾炷直接放在皮肤上施灸。当艾炷燃烧剩至2/5或1/4，皮肤微有灼痛时，即可更换艾炷。

直接灸也可用药店的自贴式艾灸粒，把带黏性的底座贴在穴位上就可以艾灸，用起来很方便。一些敏感的患者可以在艾灸的部位涂抹凡士林或药油来缓解灼痛感。

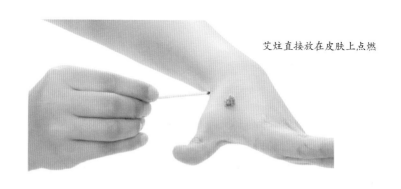

艾炷直接放在皮肤上点燃

图1-17　直接灸法

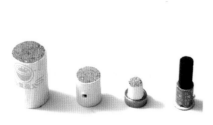

图1-18　自贴式艾灸粒

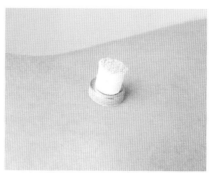

图1-19　自贴式艾灸粒使用

隔物灸的做法：与直接灸类似，区别在于隔物灸需要在艾炷和皮肤之间隔以姜片、蒜片、食盐、附子饼等物。以隔姜灸为例：取一块老姜（选择圆姜最佳），切成3毫米厚的姜片（大小视穴位所在的部位和选用的艾炷大小而定）。姜片中间用针或牙签扎几个孔，把捏好的艾炷放在上面，将姜片贴放在穴位上，然后点燃艾炷。等到病人有局部灼痛感时，稍微提起姜片，或更换艾炷继续灸。一般每次灸5～10壮，以皮肤潮红为度。选择的姜蒜必须是新鲜的，蒜以大头蒜（独头蒜）为佳。

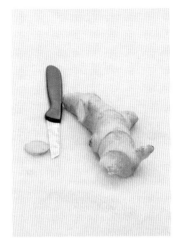
图1-20　切姜片

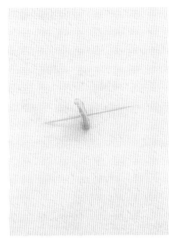
图1-21　扎　孔

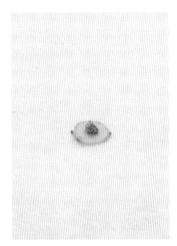
图1-22　搓艾炷

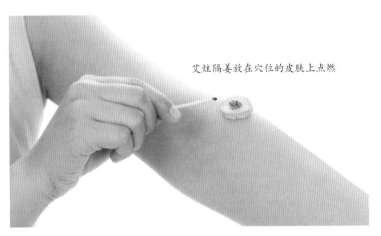

艾炷隔姜放在穴位的皮肤上点燃

图1-23　隔姜灸法

*考虑到读者的接受程度，本书中我给出的灸法大部分是温和灸，但这些穴位或部位同样适合瘢痕灸。

艾灸原料的鉴别

艾灸治病用的是以艾草纯阳的药性和其燃烧产生的热力完美结合而成的阳性力量。从阴阳学说的观点看，静为阴，动为阳，阳性能量具有活跃、发散的特点，能迅速穿透肌肤、打通经脉。所以，艾草的好坏很大程度上影响了治疗的效果。

艾灸最主要的原料是艾草，艾草有蕲艾和野艾之分，艾灸用的多是蕲艾。艾灸用的是陈年艾草，新鲜艾草不能用来艾灸，所以自古以来就有"七年之病，求三年之艾"的说法。

艾草晾干捣烂、筛去杂质之后，就得到了艾绒，艾绒捏一捏就成了艾炷，艾绒经过加工之后就卷成了艾条。艾绒、艾炷、艾条，这些都是在艾灸时常用到的。

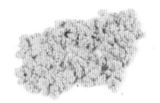

图1-24 艾 绒

图1-25 艾 炷

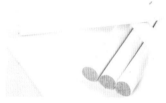

图1-26 艾 条

现在市面上出售的艾绒种类很多，主要有金艾绒、陈艾绒、青艾绒这几种，其中金艾绒质量最好。

选择好的艾绒，要注意以下几个方面

1. 绒：柔软细腻为好。劣质的艾绒中会掺杂梗和其他杂质，比较粗糙且手感差。

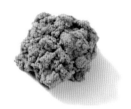

图1-27 优质艾绒

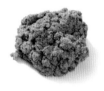

图1-28 普通艾绒

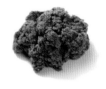

图1-29 劣质艾绒

2. 色：陈艾的绒色应该是土黄色或金黄色。掺有当年艾的艾绒颜色发绿。

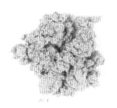

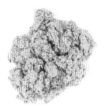

图1-30　陈　艾　　　　　　　　　　　图1-31　当年艾

3. 味：陈艾的气味芳香。如果艾绒闻起来有一股青草味，那可能是当年艾。

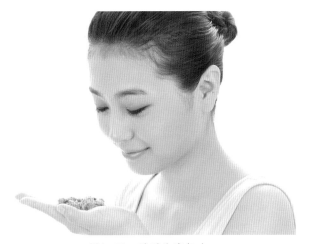

图1-32　辨别艾绒气味

4. 烟：好艾条的艾烟淡白，不浓烈，气味香，不刺鼻，烟雾一圈一圈向上飘起。

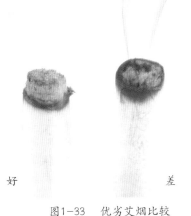

好　　　　　　　　　　　差

图1-33　优劣艾烟比较

5. 手感： 好艾绒手感细腻，容易捏成艾炷，不容易散掉。

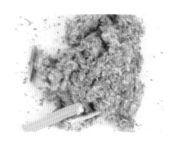

图1-34　劣质艾绒

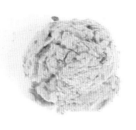

图1-35　优质艾绒

艾绒的保存

艾绒要注意储存保管，平时可放在干燥的容器内，防止潮湿和霉烂。天气晴朗时，可以拿出来反复曝晒几次。霉变的艾绒不能使用。

选择艾条要注意以下两方面

1. 形： 好的艾条整体比较结实。如果艾条松软，可能是工艺不过关，艾叶质量不好，或使用了新艾。

2. 火： 好艾条火力柔和不刚烈，弹掉艾灰，看上去是红透的样子。把艾条点燃，将手掌离艾灸头2厘米左右试试火力，应该感受到热气，而不是火苗的感觉。这样的艾条渗透力大、灸感强、疗效好。

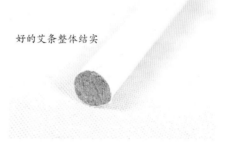

好的艾条整体结实

图1-36　优质艾条外观

好艾条火力柔和

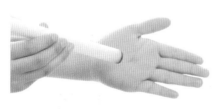

图1-37　优质艾条火力

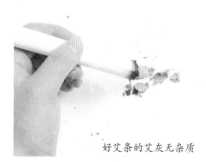

好艾条的艾灰无杂质

图1-38　优质艾条燃烧后

家用灸具的制作及使用

　　除了清艾条温和灸之外，很多时候我都推荐患者使用灸具，这些灸具有的是我发明的，有的是古代流传下来的。自制艾具可以就地取材，不仅经济实惠，更重要的是可以根据我们的需要制作。如果说艾灸使治病变得简单，那么我觉得灸具又把艾灸变得简单。

艾灸盒的制作

　　艾灸盒分单眼、双眼、三眼、四眼等多种。一般情况下，单眼艾灸盒用在关节及颈部等部位，多眼艾灸盒用在腰背部和腹部。

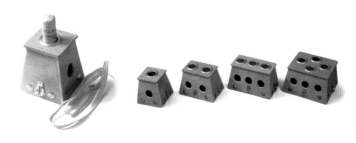

图1-39　艾灸盒

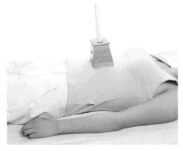

图1-40　单眼艾灸盒

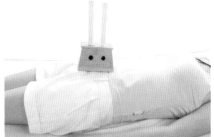

图1-41　双眼艾灸盒

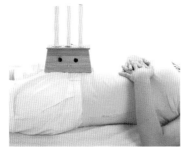

图1-42　三眼艾灸盒

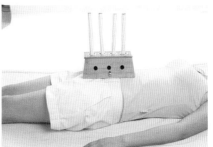

图1-43　四眼艾灸盒

艾灸罐的制作及使用方法

1. 简易艾灸罐的做法： 艾灸罐可以买，也可以自己做，原料是几根铁丝、胶带、一个小盒。

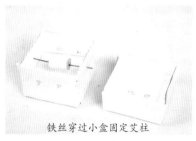

铁丝穿过小盒固定艾柱

图1-44　步骤1

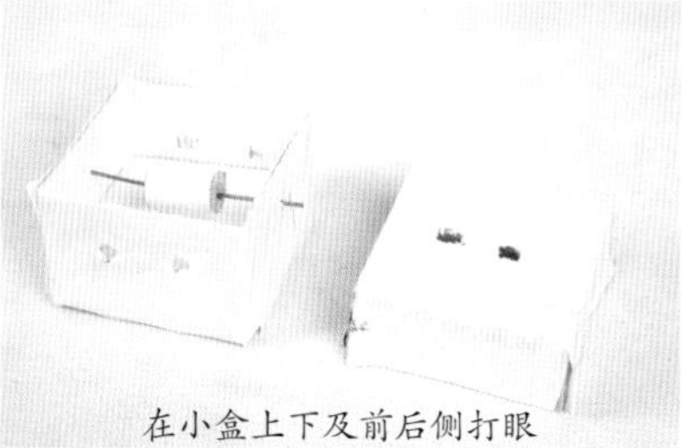

在小盒上下及前后侧打眼

图1-45　步骤2

将小盒上下两
部分用胶带固定

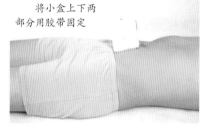

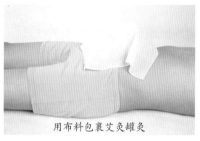

用布料包裹艾灸罐灸

图1-46　步骤3

图1-47　步骤4

2. 调料罐自制艾灸罐的做法

准备1个
调料盒、1根
细铁丝、1枚
小钉子、1个
锤子

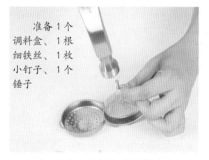

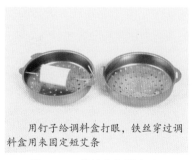

用钉子给调料盒打眼，铁丝穿过调料盒用来固定短艾条

图1-48　自制艾灸罐步骤1

图1-49　自制艾灸罐步骤2

把短艾条捏松，便于铁丝穿过，且易于燃烧

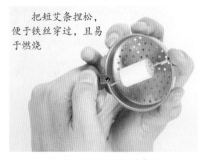

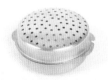

点燃短艾条，扣紧调料盒，这样艾灸罐就能用了

图1-50　自制艾灸罐步骤3

图1-51　自制艾灸罐步骤4

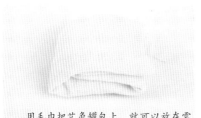

用毛巾把艾灸罐包上，就可以放在需要的部位施灸了

图1-52　自制艾灸罐步骤5

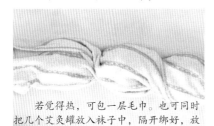

若觉得热，可包一层毛巾。也可同时把几个艾灸罐放入袜子中，隔开绑好，放到要灸的部位

图1-53　自制艾灸罐步骤6

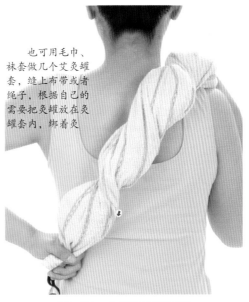

也可用毛巾、袜套做几个艾灸罐套，缝上布带或者绳子，根据自己的需要把艾灸罐放在灸罐套内，绑着灸

图1-54　自制艾灸罐步骤7

艾灸罐是我比较喜欢用的一种灸具，它作用时间长、烟少，施灸身体各部位都很灵活。

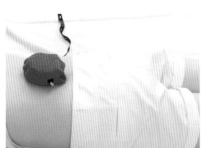

图1-55　灸腰部

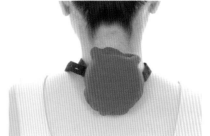

图1-56　灸颈部

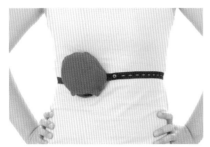

图1-57　灸腹部

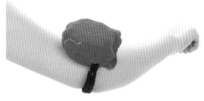

图1-58　灸手臂

*为了让读者更直观地了解艾灸罐的使用方法，本书中真人演示的操作照片均未用毛巾包裹艾灸罐。读者进行艾灸时，请根据自身需要在艾灸罐外包一层毛巾，以免烫伤。

总之，怎么方便灸就怎么来放艾灸罐。市面上也有卖那种可以把几个艾灸罐固定的器具，使用起来也很方便。

熄灭艾条的方法

用过艾灸的人都知道，点燃的艾条很难熄灭，即便你把头戳灭了还可能复燃。这样很危险，容易引起火灾。

下面我介绍一下熄灭艾条的方法。

准备好一个20毫升的塑料注射器，把注射器的柄抽出，把艾条塞入针管内，艾条很快就会因缺氧熄灭。

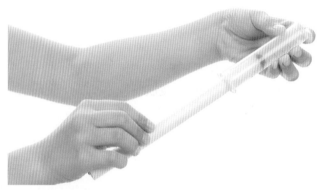

图1-59　熄灭艾条

注射器的其他妙用

艾条燃烧至头部的时候，用手直接拿可能会被烫伤。这时用注射器的针头扎入艾条就可以继续艾灸了。当然，剩下的艾条也可以放到艾灸盒或者艾灸罐里继续用。这样就可以最大程度地利用艾条，避免浪费了。

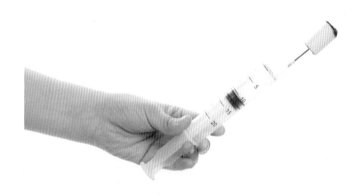

图1-60　注射器妙用

灸后出现的各种反应

艾灸是利用人体的本能来对抗病邪，鼓动体内的正气与病邪之气交战，把邪气赶出去。但有些人在实施艾灸的过程中却会出现一些问题，比如有的肝病患者在治疗中出现失眠、情绪起伏、爱生气等反应；有的风湿患者艾灸后全身发冷，又打喷嚏又流鼻涕的，好像是得了感冒。其实，这些现象都是病邪从人体内被排出来的表现。

艾灸的疗效十分神奇，艾灸疗法的适用范围很广泛。在中国古代，艾灸就是治疗疾病的重要手段，它有温阳补气、温经通络、消瘀散结、补中益气的作用，广泛地应用于内科、外科、妇科、儿科、五官科疾病。

此外，艾灸还具有奇特的养生保健作用，用灸法预防疾病、延年益寿，在我国已有数千年的历史。《庄子》中记载圣人孔子"无病而自灸"，用艾灸进行养生保健。肿瘤专家做过艾灸防癌研究，明确指出艾灸能使皮肤的抗癌作用得到活化。

前面讲过艾灸有治病、寻病、养生三效合一的特点，但在艾灸治病的过程中，有很多人反映，本来没病好好的，没想到却灸出别的病来了；或者本来是这儿的病，可艾灸后，那儿又出毛病了。这艾灸到底是好，还是不好呢？

通过我前面讲的，大家已经知道了艾灸对寒邪、气滞和元阳虚引起的疾病有很好的治疗效果。那么，既然能治病，就是个好疗法啊，为什么还会引起其他的疾病呢？是不是我们的用法不当？当然不是，我们的方法都很正确。大家都忘了一个重要的中医理论——人是一个统一的整体，穴位是纵行人体之上经络的点，刺激任何一个部位都可以引起人体全身的反应，刺激穴位也能引起本经络的反应，本条经络上的其他脏腑有病变，正气就会与该脏腑的病邪抗争，疾病就表现出来了。其实原本就有病变，只是其还在潜伏着，继续艾灸，该脏腑的疾病也就治愈了。这其实就是经络"排病"作用的表现。我把这些反应归入下表，以方便大家查询。

表1-10　排病反应的症状查询表

类　型	典型症状	伴随症状
排风寒	从头顶、四肢末梢往外冒冷气，甚至全身或半身发冷，多穿不暖，但体温正常	喷嚏、流涕，浑身肌肉、关节酸痛
排郁气	情绪变化为主，如烦躁易怒、悲伤或委屈易哭等	多伴有呃逆、肛门排气等

排痰湿	咳痰、呕吐,或腹痛、腹泻、水样稀便或黏液样便	头面四肢浮肿,或半侧身体浮肿,乃至全身浮肿;排尿困难,或小便频数,尿液浑浊刺鼻;局部或全身冷汗
排火毒	多疮疡、痈肿、发烧、类似湿疹伴奇痒	大、小便火烫、灼热等反应
排血瘀	在胃肠则大便深褐色或酱黑色,在心肺则痰中带血丝、血块,在胞宫则女性经血中有组织包块	体表发青,皮下有固定不动的肿块,口唇指甲青紫

中医是利用人体的正气来对抗病邪,体内的正气和邪气交战,把邪气赶出去,这才有了"排病"一说,所以排病反应是好的,是有正面意义的。病邪不会老老实实等着正气把他们消灭,它们会在经络里到处跑,所以治这儿的病,病邪可能在别处跑出来。这是病邪找到了一个出口,我们看不见的"病"从那里被排出来了。

艾灸后也有很多病人出现发热。发热属于全身的综合性反应,多在自身康复机能完全发挥作用后出现,表示气血旺盛,体质增强,而非感染或炎症的表现。病人一般是高热,体温在39℃~40℃,持续时间1周左右。少数低热患者,体温在37.5℃~38℃,反应持续十几天,甚至一两个月。出现发热反应时,可以用酒精擦身等物理方法降温,最好不要用药物降温。如果高热3天不退,可以用放血、刮痧等中医手法来缓解,同时可用糖、盐水补液,防止脱水。

艾灸时容易出现的其他反应

我们在艾灸时还可能出现一些正常反应,下面我教大家如何应对。

1. **皮肤潮红**:艾灸时,由于热力的作用,会使局部的毛细血管扩张,刺激血液流动,所以会出现皮肤潮红的现象。治疗很多疾病时的艾灸至少要达到这样的效果。

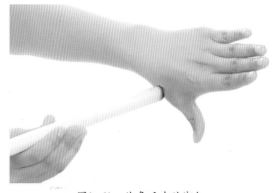

图1-61 艾灸后皮肤潮红

2. 口渴：很多人艾灸之后会口渴，这是正常的。艾灸后可以喝红糖水或温开水，不要喝菊花茶等寒凉性质的饮料，否则会影响艾灸的效果。

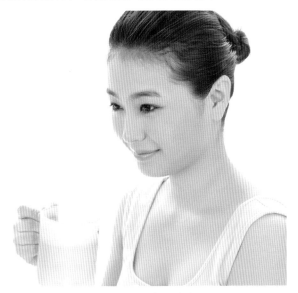

图1-62　灸后补水

3. 灸感传导：施灸部位或远离施灸部位会产生其他感觉。

表1-11　灸感传导具体表现的对照表

灸　感	具体表现
透热感	艾灸的热能从施灸处皮肤表面直接向深部组织穿透，甚至直达体内脏器
散热感	灸热以施灸点为中心向周围扩散
传热感	灸热从施灸点开始循经络向远部传导，甚至直达病灶
游离热感	施灸部位不热，而远离施灸部位感觉很热
内热感	表面不热（或微热），而皮肤下深部组织，甚至体内脏器都感觉很热
其他感觉	施灸部位或远离施灸部位产生酸、胀、麻、热、痛等感觉

　　上述灸感传导之处，施灸部位产生的热、胀、痛等感觉发生深透远传，所到之处病症随之缓解。这是因为灸感传导主要通过经络来完成，有灸感传导的病人体内经络比较通畅，康复速度也比较快。

灸疱和灸疮的处理

一提到艾灸，不少人脑子里首先闪过的就是烫起的水疱和讨厌的瘢痕。其实，如果温和灸操作得当的话，灸疱和灸疮都是可以避免的。

但是，对于比较重的疾病，我还是建议直接灸，而且要灸出灸疱和灸疮，给病邪一个出路，把艾灸的驱邪功能发挥到极致。

有些人一艾灸就会起疱，然后身体多处不适，频繁起红疹子，这样的病人刚开始可能对艾有过敏反应，坚持艾灸一段时间后，这种现象就慢慢消失了。本节主要讲讲灸疱和灸疮的处理。

灸疱出现的意义

有些人一开始艾灸没问题，治疗效果也很好，但是在艾灸一段时间后，皮肤开始起疱、起红疹子，有的人是在艾灸的过程中施灸的部位起疱，这个还好理解，属于局部热的烧灼，熏烤太热导致水疱形成。

但是有的人艾灸的部位没有起疱，但其所在经络的其他部位却起疱了，这种情况让很多人百思不得其解。一个网友在治疗肩周炎的时候，主要灸肩部穴位，手臂外关穴却起疱，曲池穴也起疱，这个又该如何理解呢？

其实起疱和起红疹子都是一种排病反应，是邪气外排的表现。

凡是起疱的部位，都有病邪存在，起疱或者起红疹都是要给邪气一个出路。往往灸疱消退后，会感觉身体又好了一点儿，好像上了一个新台阶。

也有很多时候，病邪找不到出路，这个时候治疗就遇到了瓶颈，没有突破。我建议大家人为地给病邪一个出路，比如点刺放血或刮痧排毒，无论用什么方法都要给病邪以出路。

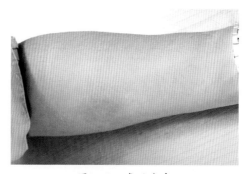

图1-63　灸后出疹

灸疱的处理

1. 停止艾灸或对着灸疱灸： 有了灸疱或水疱，就不要再继续艾灸了，待灸疱愈合后，继续施灸。如果灸疱面积较大，可用青艾条温和灸的方式来温灸疱面，这样疱容易萎缩、结痂，恢复得也就快一些。

2. 注意对灸疱的保护： 出灸疱的时候要注意保护起疱的皮肤，避免与衣服摩擦，也不可用敷料盖住灸疱。

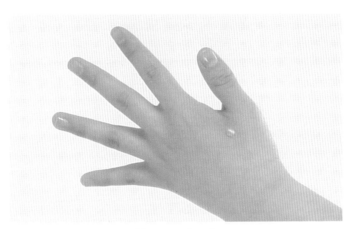

图1-64　灸　疱

3. 局部消毒后挑破： 灸疱是灸疮的前一个阶段，多见于化脓灸。小的灸疱可以自然吸收；大的灸疱可以用消毒过的针具刺破，然后用药用棉签拭干渗出的液体，几天后灸疱会萎缩、结痂。

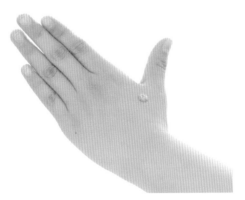

图1-66　刺破灸疱后

用针刺破水疱，可以用药店卖的一次性放血针，也可以用家里缝衣服的针，但要消毒之后才能使用。

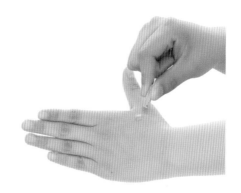

图1-65　点刺灸疱

刺破水疱后，用医用棉签或者棉球吸干灸疱的渗出液。

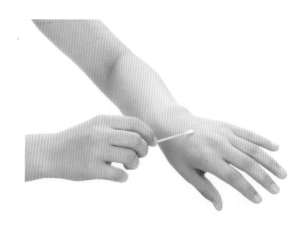

图1-67　灸疱处理

灸疱的处理

灸疱破溃后如果出现化脓，我们就称之为"灸疱"。灸疱是艾灸的特征性表现，一般认为发灸疱的人康复更快。灸疱溃烂出脓一般先从周围开始，在艾灸后20天左右结黑痂、脱落。

灸疱溃发后，每天在灸疱周围用75%的乙醇消毒，用干棉球吸干表面脓液，不可以清理脓苔，否则不但引起灸疱疼痛，还会阻碍脓液外渗。

灸疱期间应坚持温和灸，使创面干燥、早日结痂，也可使艾灸效力持续。

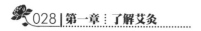

辅助艾灸的手足耳按摩疗法

手足耳按摩的发展及应用，可以说是全息诊疗中最有代表性的。历代医家在不断的临床实践过程中，积累了丰富的关于手足耳与整体联系的经验和认识。近年来，手足耳按摩疗法越来越受到国内外学者的重视，无论在临床或理论研究方面，都有了新的发展和认识。

作为一个医生，我必须负责地说，艾灸并不能包治百病，而且艾灸也不是治病的唯一方法。所以，我给大家推荐反射区疗法中的手足耳按摩法，有些疾病在艾灸的同时配合相应的手足耳按摩法会起到加强疗效的作用。

手足耳按摩的发展及应用，可以说是全息诊疗中最有代表性的。手足耳按摩疗法具有提高免疫力、延缓衰老、抗肿瘤、抗过敏、调节自主神经功能、兴奋大脑、改善微循环的作用，甚至还有美容等功能。另外，手足耳按摩疗法安全有效、简便易行，为广大人民群众所喜施乐用。

手部按摩的作用机理

手部按摩是一种非药物疗法，也是一种自然疗法，它主要是通过对人体功能的调节达到防病治病的目的。手部按摩的作用机理主要有以下几个方面：

1. **促进血液循环**：手通过手少阴心经和手厥阴心包经，直接与心脏相连，同时，手部有极为丰富的血管网。通过对双手穴位和反射区的按摩，可促使手部及相关脏器血管扩张、血流加快、血流量加大，从而可以及时将代谢产物和有毒物质清除干净。

2. **保持脏腑协调**：手上有多条经脉的起止点。按摩刺激双手的穴位，通过经络的传导，可以调整相关脏腑、组织及器官的生理功能，调节相关脏器的生物信息，从而达到防病治病和自我保健的目的。

3. **调整阴阳平衡**："阴平阳秘，精神乃治"，人体之所以发生疾病，根本原因在于体内的阴阳平衡被打破。手部按摩通过刺激特定的穴位或反射区，产生一定的生物信息并通过经络或神经系统传递到相应的脏腑、组织，使机体恢复"阴平阳秘"的状态。

耳疗的优点

耳穴疗法具有适应证广、疗效迅速、操作简便及经济安全等优点，因而受到群众的广泛喜爱。

1. 治病范围广，见效快：耳穴疗法治疗范围广泛且见效快。据统计，耳穴疗法可以治疗内、外、妇、儿、五官、皮肤等科的200余种疾病，在止痛方面，特别是对急性疼痛的效果尤其明显。

2. 操作简便，易学易懂：耳穴疗法操作简便，认好穴位后，病人自己每天按压数次就可达到治疗的目的。

3. 经济安全，便于推广：耳穴疗法治疗疾病比较安全可靠，基本不会出现不良反应，而且基本不需要花医药费，非常经济实惠。

足部按摩对健康的重要意义

1. 保障经络畅通：足部6条经络中经穴有34个，奇穴5个。足部的腧穴有着重要的作用，如五腧穴中井、荥、输穴大多在足部，对头部、腹部疾病和热病有着重要的治疗价值。经常按摩足部的经穴，可以疏通经络，保障气血运行，人体气血运行畅通，疾病就会消失，身体自然也就健康了。

2. 外治反射区，内调脏腑病：足部反射区是人体内部脏腑、组织、器官在体表的特殊对应点。中医认为"有其内，必形于其外。治其外，必调其内。"这是对反射区疗法最精辟的论述。足部反射区的色、形、态的变化，反映了内部脏腑的病理状态。如有消化不良、嗳气等症状时，足内侧第1跖骨小头下就会出现肤色萎黄的现象，按之有胀痛感，触摸时有沙粒状的触感。通过一段时间的按揉和压刮，沙粒状代谢物便会消失，胃部症状也会随之消失。因此，在进行保健和治疗的过程中，只要抓住足部反射区的变化，通过按摩使其恢复正常，身体也就健康了。

3. 改善血液循环，延缓衰老：足部按摩，可以促进机体排泄沉积的代谢物，松弛肌肉，滑利关节，使气血循环得到充分改善，肌肉、筋脉、骨骼得到充分濡养，这样人自然就一身轻松了。因此，按摩足部可以促进全身的血液循环，延缓衰老。

辅助艾灸的刮痧法

　　刮痧是中国传统的自然疗法之一，它是以中医皮部经络理论为基础，用牛角、玉石等制成的刮痧工具在皮肤相关部位刮拭，以达到疏通经络、活血化瘀的目的。刮痧可以扩张毛细血管、增加汗腺分泌、促进血液循环。经常刮痧，可起到调整经气、解除疲劳、增加免疫功能的作用。对于一些疾病，用刮痧来配合艾灸，可以进一步疏通人体经络，达到更好的治疗效果。

刮痧治疗疾病的原理

表1-12　刮痧机理详解表

刮痧作用	详　解
调整阴阳	刮痧有明显的调整内脏阴阳平衡的作用，如肠蠕动亢进者，在腹部和背部等处进行刮痧，可使蠕动亢进的肠道受到抑制而恢复正常；反之，肠蠕动功能减退者，则可促进其蠕动恢复正常。刮痧具有改善和调理脏腑功能，使脏腑阴阳得到平衡的作用
活血祛瘀	刮痧可调节肌肉的收缩和舒张，使组织间压力得到缓解，促进刮拭组织周围的血液循环，增加组织血流量，从而起到活血化瘀、祛瘀生新的作用
舒筋通络	刮痧疗法主要是增强局部血液循环，使局部组织温度升高。另外，在刮痧板的直接刺激下，机体会产生有益因子，促进疾病愈合，缓解疼痛症状

操作方法：

　　刮痧板先用酒精消毒，在要刮的部位先涂抹刮痧油或者刮痧乳。手拿刮板，选刮板厚的一面对手掌。刮拭方向从颈到背、腹、上肢，再到下肢，从上向下刮拭，胸部从内向外刮拭。刮痧时，刮板与皮肤的角度一般保持在45°～90°。刮痧时间一般每个部位3～5分钟，最长不超过20分钟。

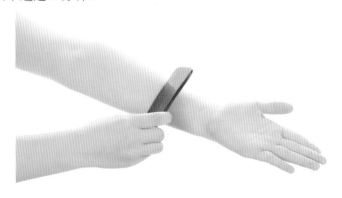

图1-68　刮　痧

对于一些不出痧或出痧少的患者，不可强求出痧，以患者感到舒服为原则。刮痧次数一般是第一次刮完之后3～5天痧退后再进行第二次刮治。出痧后1～2天，皮肤可能轻度疼痛、发痒，这些属正常反应。

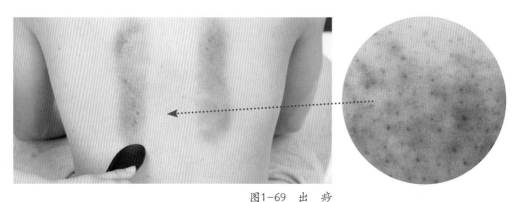

图1-69　出　痧

刮痧的适应证广泛

表1-13　刮痧适应证详解表

疾病分类	适应证
内科病	感受外邪引起的感冒发热、头痛、咳嗽、呕吐、腹泻以及高温中暑等，慢性胃炎、肠炎、便秘、腹泻、高血压、眩晕、糖尿病、胆囊炎、肝炎、水肿，各种神经痛、脏腑痉挛性疼痛等，诸如神经性头痛、血管性头痛、三叉神经痛、胆绞痛、胃肠痉挛和失眠、多梦、神经官能症等病症
外科病	以疼痛为主要症状的各种外科病症，如急性扭伤，感受风寒湿邪导致的各种软组织疼痛，各种骨关节疾病如坐骨神经痛、肩周炎、落枕、慢性腰痛、荨麻疹、痤疮、脱发等病症
儿科病	营养不良、食欲不振、生长发育迟缓、小儿感冒发热、腹泻、遗尿等病症
五官科病	牙痛、鼻炎、鼻窦炎、咽喉肿痛等
妇科病	痛经、闭经、月经不调、乳腺增生、产后病等

健康人常做刮痧（如取背俞穴、足三里穴等）可增强卫气，卫气强则护表能力强，外邪不易侵表，机体自可安康。若外邪侵表，出现恶寒、发热、鼻塞、流涕等表证，及时刮痧（如取肺俞、中府等穴）可将表邪及时祛除，以免表邪不祛，蔓延进入五脏六腑而生成大病。

辅助艾灸的导药、电针和放血疗法

世上没有包治百病的灵丹妙药，任何一种治疗方法或者药物的治疗作用都是有限的。在针对某一疾病时，某种方法或者药物有较好的效果，或者多种方法联合会取得更加理想的效果。常配合艾灸的疗法除刮痧外，还有导药、电针及放血等。

这个世上没有包治百病的灵丹妙药，任何一种治疗方法或者药物，它的治疗作用都是有限的，它们各有所长。在针对某一疾病时，某种方法或者药物有较好的效果，或者多种方法联合会取得更加理想的效果。艾灸也不是万能的，在针对某些疾病时，联合其他疗法往往能达到事半功倍的效果。常配合艾灸的疗法除刮痧外，还有导药、电针及放血等。下面我主要介绍一下这几种疗法。

导药疗法

导药疗法在外界因素作用下（热力或离子导入），使药物通过皮肤进入体内而发挥作用，这种方法经过临床应用，已取得很好的疗效。若病人对本法理解透彻，可在家中治疗。本法是各种慢性病最好的康复方法和治疗手段之一。

本法对腰椎间盘突出、股骨头坏死、颈椎病、肩周炎及一些腰腿痛的疾病有较好的治疗作用。一些慢性病经过导药法的配合治疗，康复的进程明显加快。

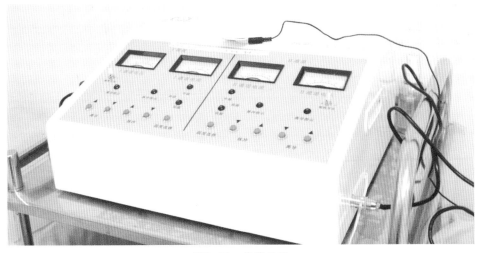

图1-70　导药仪器

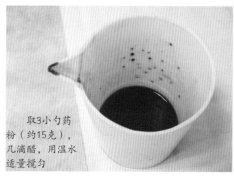

取3小勺药粉（约15克），几滴醋，用温水适量搅匀

图1-71　导药法步骤1

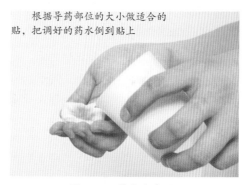

根据导药部位的大小做适合的贴，把调好的药水倒到贴上

图1-72　导药法步骤2

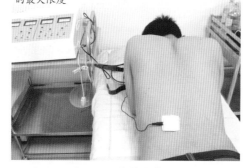

把涂好的药贴敷到背上，再系上加热带（也可不系），开动导药仪器使温度达到自己能承受的最大限度

图1-73　导药法步骤3

电针疗法

电针疗法是在刺入穴位的针具上，用电针治疗仪通电，将电流刺激和针刺结合起来治疗疾病的方法。简单地说，就是用电流刺激来增加针刺感。

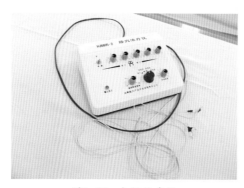

图1-74　电针治疗仪

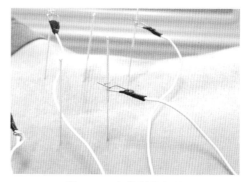

图1-75　电针刺激穴位

在使用电针机前，必须先把强度调节旋钮调至零位（无输出），再将电针机上每对输出的两个电极分别连接在两根毫针上。一般将同一对输出电极连接在身体的同侧，在胸、背部的穴位上使用电针时，不可将两个电极跨接在身体两侧，更不应让电流从心脏部位穿过。通电时调节电钮，使电流从无到有，由小到大。切忌由大到小，或忽有忽无、忽小忽大。电量以患者感到舒适为度。一般持续通电15分钟左右，从低频到中频，使病人出现酸、胀、热等感觉，或局部肌肉做节律性的收缩。

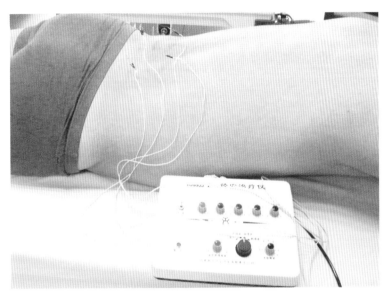

图1-76　电针治疗

此方法对针刺手法及穴位定位要求较高，适合有一定中医基础的患者或专业医师操作。

治疗结束后，应先将电量降至零值，关闭电源，然后从针柄上除去电极夹，并将刺入组织的毫针拔出。同时，还要注意清点针数、检查针刺部位，以免发生遗针或继发出血。

凡用针灸治疗有效的疾病均可用电针治疗，对癫痫、神经官能症、神经痛、神经麻痹、脑血管意外后遗症、小儿麻痹后遗症、胃肠疾病、心绞痛、高血压等疾病疗效较好，我用电针治疗腰痛的效果非常明显。

*本书中介绍的导药、电针疗法相对于艾灸而言，专业性要求高，操作难度大，且自己操作也不安全（特别是电针），所以建议在专业的医疗机构施行。

放血疗法

大家一听可能会觉得恐怖，其实所谓的放血也就是放出10毫升左右的人体浅表皮肤的血液，却对治疗疾病有极大的好处。中医历来就有刺络放血疗法的记载。

表1-14　放血疗法作用表

放血作用	详解
退热作用	中医认为发热主要有两种，一为阳盛发热，一为阴虚发热。放血退热则适用于前一种。因为阳气盛必然会血盛，放血可以减少血盛，从而减少了血脉中的邪热，使机体的气血趋于正常
止痛作用	中医认为"通则不痛，痛则不通"，意思是体内有疼痛症状的疾病，在其经脉中必有闭塞不通的地方。放血疗法可以直接带出经脉中的瘀滞的病邪，改善闭塞壅阻的局面，经脉畅通了，疼痛也就随之消失。临床许多急性病，例如咽喉痛及偏头痛等，应用放血疗法，能迅速收到很好的效果
解毒作用	中医所说的毒，是指机体在病理的状况下，由于自身机能障碍不能抵抗毒邪而出现的证候，如因毒火亢盛而致的"红丝疗"，以及毒邪浸淫而生的疮疡痈疽。放血不仅能使侵及机体的毒邪随血排出，更重要的是通过"理血调气"的作用，使人体机能恢复正常，以抑制病邪扩展与再生
泻火作用	中医认为，火热内扰，可致多种病证，常表现为心烦不安、口舌生疮、肢体疼痛肿胀、急躁易怒，甚至发热、神昏、谵语等症状。放血疗法可以直接使火热之邪随血而泻，适用于多种热证
消肿作用	肿痛多由于气滞血涩，使经络瘀滞而造成的。放血能直接排除局部经脉中瘀滞的气血与病邪，促使经脉畅通无阻，从而达到消肿的目的
止痒作用	痒是风邪存在于血脉之中的表现，故此有"治风先治血，血行风自灭"的治疗原则。放血就是理血调气，使血脉流畅而风邪无所留存，达到祛风止痒的目的
缓解麻木作用	气虚不能使血达于四末，或者血虚失于濡养，则往往出现麻木的症状。用毫针点刺患侧肢体的穴位，使其出少量血，治疗麻木，是以血行气至的理论为指导的，效果较好
镇吐作用	急性呕吐多属胃热炽盛或肝气横逆犯胃或食滞停留，放血能泻热平肝逆，并有疏导肠胃积滞下行的作用，故能镇吐止呕
止泻作用	放血治疗泄泻的范围，一般是指肠胃积滞化热而成的热泻，或者感触流行时疫，造成清浊不分的泄泻等。其机制是泻火降热而达到升清降浊的作用
急救作用	所谓急救作用，是指猝然昏倒，惊厥不省人事的闭证。放血能改善血液循环的状况，是一种很好的有效的抢救方法

操 作

选择好放血部位，大椎穴或者病灶处常为放血部位，用一次性放血针快速点刺3～5针，然后拔罐，出血5～10毫升，一般罐底边缘沾满一圈血即可。若瘀血较多，色黑，可把血擦净后重复上罐，一般可拔2次。

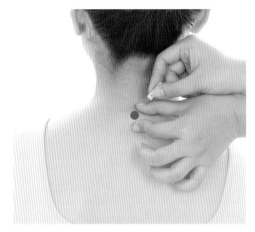

图1-77　点刺穴位

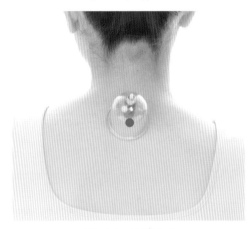

图1-78　拔罐穴位

禁忌证

1. 患有血小板减少症、血友病等有出血倾向性疾病的患者，以及晕血者、血管瘤患者，禁止用本疗法。

2. 贫血、低血压、孕期和过饥过饱、醉酒、过度疲劳者，不宜使用本疗法。

注意事项

1. 放血针具必须严格消毒，防止感染，操作时要注意无菌操作。

2. 针刺放血时应注意进针不宜过深，创口不宜过大。

3. 一般放血量为5滴左右，宜1日1次或2日1次；放血量大者，1周放血不超过2次；1～3次为1个疗程。如出血不易停止，要采取压迫止血法。

艾灸的其他注意事项

艾灸对于常见病的疗效非常好，但是说到底艾灸是一种治疗方法，既然是方法，实施过程中的一些细节就对艾灸的疗效有一定的影响。在进行艾灸的过程中注意以下几个方面，会让您的艾灸功效加倍。

为什么要单独写下注意事项，是因为很多人的艾灸效果不好不是灸法的操作不当，而是人们不太注意的一些小细节影响了疗效。

我把这些注意事项列在下面，希望读者在进行艾灸之前能好好看看。

表1-15 艾灸注意事项及原因详解表

注意事项	原　因
选好施灸的材料	要注重灸料的质量，艾绒的好坏决定治疗效果。一般直接灸一定要用极好的艾绒，才不伤经络；如果是隔姜灸或隔蒜灸，那么一定要用新姜、鲜蒜，效果才会好
艾灸前后宜各喝一杯温水	艾灸前最好喝一杯温水，水温应高于体温。艾灸后最好补充一杯热水，水温60℃左右，稍稍有点烫嘴的温度。这样可以缓解艾灸期间的口渴，也能平和人的情绪
忌喝冷水、吃冷饭及接触冷水	在艾灸的时候，或艾灸的整个疗程期间，我们最忌讳喝冷水、吃凉饭，这样做如同给艾灸撤火，不利于疾病的治疗。艾灸后如果想马上洗手，水温需在50℃左右
施灸有先后顺序，不能颠倒	《千金方》记载："凡灸当先阳后阴……先上后下。"这里说的正是施灸的顺序。如果上下前后都有配穴，应先灸阳经，后灸阴经，先灸上部，后灸下部，也就是先背部，后胸腹，先头身，后四肢，依次进行。取其从阳引阴而无亢盛之弊，所以不可颠倒乱灸，如果不讲次序，先灸四肢，后灸头面，往往会出现面热、咽干、口燥等不舒服的感觉。即便无此反应，也应当从上往下灸，这也和针刺取穴一样，次序不乱，才不易漏穴
要循序渐进，不能急功近利	施灸时间长短，应该是循序渐进的，施灸的穴位也应该是由少至多的，热度也是逐渐加大的。一般在早上或下午施灸较好，没有时间的也可以晚上灸。失眠病人临睡前施灸有助于睡眠
艾灸之后，最好隔半小时洗澡	艾灸20～30分钟后，经络也基本处于灸后的休整状态，灸后的热度也逐渐挥发，此时再用热水洗澡会感觉很舒服

以治疗不孕不育为目的的艾灸，灸后不宜马上同房	艾灸后，子宫和输卵管内的温度较高，不利于精子的存活。最好灸后1天再同房，这个时候，子宫和输卵管的环境已经适合精子的着床和存活。当然这些也是因人而异的。有的男性精子成活率很高，往往环境不利也能生根发芽，而有的人精子质量不高，即使内环境再好也无法存活
施灸时出现的反应不要惊慌但要留心	艾灸期间出现发热、口渴、上火、皮肤瘙痒、起红疹、疲倦、便秘、尿黄、出汗、牙痛、耳鸣、阴道不规则流血、全身不适等症状，一般不用惊慌，继续艾灸，这些症状就会消失。这个时候可以艾灸足三里引火下行，还可以多喝水，必要时停灸或隔天艾灸，这样的症状很快就会消失
灸后须谨避风寒，七情莫过，慎起居，切忌生冷醇厚味，惟食素淡最适宜	大悲、大喜、大怒等不稳定情绪时艾灸，效果会打折扣。太饥太饱都不适合艾灸，尤其是患有胃肠疾病的人，更应该注意这些
切忌边灸边吃	一是你有时很难判断食物的寒热属性，艾灸过程中应忌寒性食物。二是你边吃边灸，对胃气是一个挑战，特别是有胃肠疾病的人千万不要在施灸的时候吃东西

"针所不为，灸之所宜。"——《黄帝内经·灵枢》中这句话的意思是说：针刺不能治疗的疾病就用艾灸治疗。艾灸疗法运用艾绒或其他药物在体表的穴位上烧灼、温熨，借灸火的热力及药物的作用，通过经络的传导，以温通气血、扶正祛邪，达到防治疾病的目的。

艾灸具有调和阴阳、温通经络、驱散寒邪、行气活血、消瘀散结、温阳补虚、补中益气的作用，非常适合以寒邪、气滞、元阳虚为通病的现代人。所以灸法对很多常见病、慢性病具有很好的治疗作用。

第二章
艾灸治疗
常见病

感 冒

感冒，即急性上呼吸道感染，是一种自愈性疾病，全年皆可发病，冬春季较多。感冒是由于感受外邪，而出现发热恶寒、头身疼痛、鼻塞流涕、咽痒咳嗽等症状的疾病。感冒的发病率极高，几乎所有人都曾发病。成人每年发生2～4次，儿童发生率更高，每年6～8次。

🌸 灸 法

艾灸取穴 迎香穴、印堂穴、太阳穴

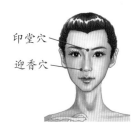
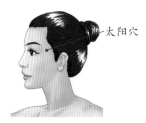

快速定位 迎香穴，位于人体鼻翼外缘中点旁开约0.5寸；印堂穴，位于人体的面部，两眉头连线中点；太阳穴，位于两眉梢后凹陷处。

操 作

温和灸。从迎香穴开始，沿鼻梁上行到印堂穴，在印堂穴停留5分钟，再沿眉毛灸到太阳穴，反复多次，直至皮肤潮红。每日2次，早晚施行。

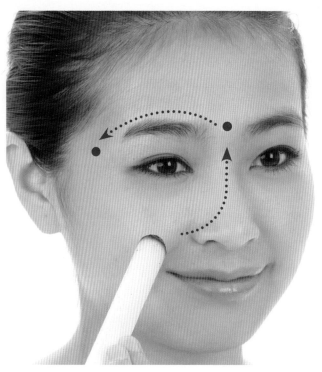

图2-1 温和灸迎香穴、印堂穴、太阳穴

治疗原理

灸迎香穴能治鼻塞，祛风通鼻窍；灸印堂穴能清头明目、通鼻开窍；刺激太阳穴对头痛有良好的缓解作用。三者合用治疗感冒可迅速见效。

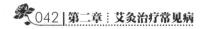

🪷 放血疗法

用一次性放血针在大椎穴点刺4针后，取小罐拔5分钟。若感冒病情较重，可以1周放血2次。

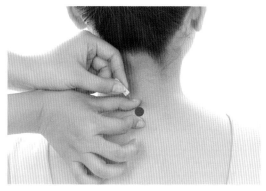

图2-2 点刺大椎穴

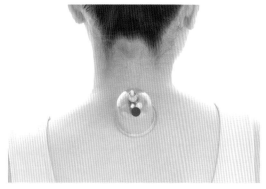

图2-3 拔罐大椎穴

🪷 按摩疗法

推按肺反射区

用右手拇指从左手示指根部向小指方向推按30次，右手用同法推按30次。此法能够促进肺部血液循环，增强肺功能，缓解感冒所致的肺部不适。

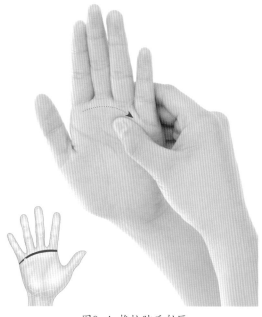

图2-4 推按肺反射区

🪷 刮痧疗法

在督脉和膀胱经背部走行部分刮痧，每次刮15～20分钟。开始用慢刮，后用快刮、重刮，出痧即停止。

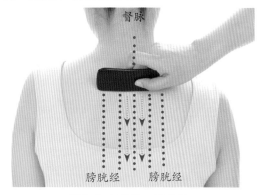

图2-5 刮督脉、膀胱经

小提示

1. 若既往有鼻炎史者，可在迎香穴多灸一段时间。此法对治疗鼻炎有很大帮助，很多人在治疗感冒时把鼻炎也治好了。

2. 同时运用艾灸、放血、刮痧等疗法综合治疗感冒，效果更加明显。

🌸 病友反馈（已做保护隐私处理）

前几天，我的女儿患了病毒性感冒，因为一直在发热，我马上就送她去医院打吊针。过了四五天，女儿的感冒还是没有好，并且一直处在高热的状态。正心急如焚的时候，我突然想起用艾灸可以治疗感冒，就把心一横，开始给女儿艾灸了。我从孩子的迎香穴开始艾灸，沿着鼻梁向上灸到印堂穴，在印堂穴停留了5分钟；再沿眉毛灸到太阳穴，反复了多次。艾灸时，孩子一直在出汗，而且感觉口渴，于是我让她大口喝热水。没过多久，她的体温降下来了，精神状态也好了很多。第二天午后，我又巩固着给她灸了一次，到下午孩子的感冒就完全好了。通过这件事，我了解到：无论成人感冒，还是孩子感冒，艾灸疗法都是行之有效的方法。如果想快速恢复健康，可以边艾灸边喝热水，让身体出汗，感冒的症状很快就会消失了。

🌸 单医生点评

艾灸是大众化的保健、治病方法，简单、方便、易掌握，在家就能应用和操作。这位朋友的艾灸方法很不错，我也常常这样使用。感冒出现发热症状后，用艾灸条悬灸，从迎香穴开始，沿鼻梁上行到印堂穴，在印堂穴停留，再沿眉弓灸到太阳穴，反复多次，感冒症状很快便会消失。在用艾灸治疗感冒时，还可以直接艾灸大椎穴。大椎穴汇集督脉之阳气，从而统领一身阳气。艾灸大椎穴之后，艾灸的热力和药力汇集在整个督脉上，之后传达到全身，使身体中的血液循环加快，带走体内的各种毒素。艾灸使过高的体温降了下来，也达到了治疗疾病的目的。

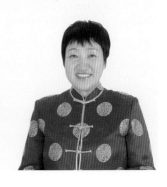

鼻 炎

　　鼻炎是因鼻腔中的一些区域受到刺激而产生的炎症。鼻炎的典型症状是鼻塞、流鼻涕，是因炎症导致鼻腔产生过多黏液引起的。鼻炎不但影响鼻腔，还会影响咽喉和眼睛，对人的睡眠质量、听力及学习能力也有一定影响。艾灸治疗本病效果特别好。

灸 法

艾灸取穴 迎香穴、印堂穴、大椎穴、肺俞穴

快速定位 迎香穴，位于鼻翼外缘中点旁开约0.5寸；印堂穴，位于面部，两眉头连线中点；大椎穴，位于第7颈椎下方的空隙处（低头时，用手摸到脖子后方最突出的一块骨头，就是第7颈椎）；肺俞穴，位于第3胸椎棘突下，旁开2指处。

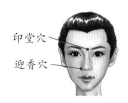
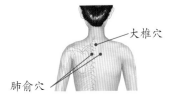

印堂穴
迎香穴
大椎穴
肺俞穴

操　作

　　迎香穴、印堂穴用温和灸，两个穴位可交替进行，肺俞穴用温和灸，大椎穴用雀啄灸，每次每穴20分钟，每日1次。

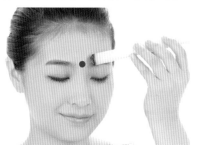

图2-6　温和灸印堂穴

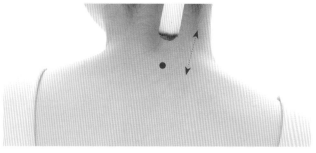

图2-7　雀啄灸大椎穴

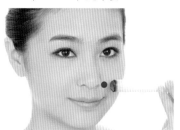

图2-8　温和灸迎香穴

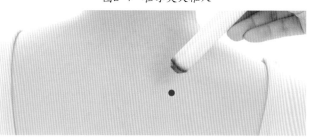

图2-9　温和灸肺俞穴

治疗原理

迎香穴、印堂穴位于病灶周围，艾灸这两个穴位能将热力直透病灶，有较好的治疗作用；灸肺俞穴对呼吸系统疾病有很好的治疗作用，配合迎香穴治疗慢性鼻炎效果显著；灸大椎穴有益气助阳的作用，能促进鼻腔的通畅。

🪷 按摩疗法

用手指在鼻部两侧自下而上反复揉捏鼻部5分钟，然后轻轻点按迎香穴1分钟。每日2次，早晚施行。

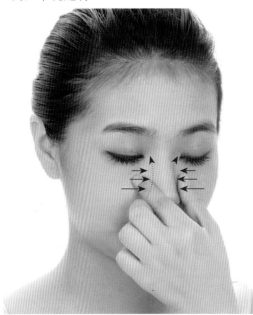

图2-10 揉捏鼻部

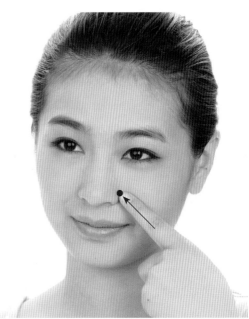

图2-11 点按迎香穴

🪷 饮食疗法

将黄芪100克、白术60克、防风60克、桔梗30克、甘草15克磨粉拌匀，放入干燥容器（有盖）保存。将500毫升水和30克米放入锅里，大火煮沸，再用小火煮20分钟。取容器中的10克药粉放入锅中，小火续煮，粥煮熟即可食用，每日1～2次。

小提示

鼻炎患者的饮食注意事项：

1. 牛肉、含咖啡因的饮料、巧克力、乳制品、蛋类、燕麦、花生、草莓、香瓜、西红柿等食物易引起过敏，应分清自己对哪些食物过敏，避免食用。

2. 刺激性食物，如辣椒、芥末等，容易刺激呼吸道黏膜，尽量少食用。

🌸 病友反馈 （已做保护隐私处理）

我刚参加工作的时候患了鼻炎，到现在已经有4年了。我的鼻炎算是比较严重的，天气变冷就会出现鼻塞、流鼻涕、失去嗅觉的症状，还伴有咳嗽。我刚开始患病的时候用中药调理，吃中药将近半年的时间，但没有好转，后来我姐推荐我用艾灸治疗。刚开始艾灸的时候，我觉得鼻子很通透，鼻涕也少了，但是依然没有嗅觉，有时还会咳嗽。我又看了相关的书籍，给自己加灸了天突、膻中、大椎、肺俞、神阙、关元等穴位，没想到咳嗽和流鼻涕的反而症状加重了。单老师我想问问这是为什么？我还应该继续艾灸吗？

🌸 单医生点评

这位朋友的症状加重应该是排病现象，建议你继续艾灸。如果艾灸一段时间之后还是没有好转，建议你寻找经验丰富的医生进行针刺治疗。针刺的部位可以选择迎香、印堂、太阳、大椎、肺俞等穴位，然后再艾灸，这样得到治疗的效果会更好。

🌸 病友反馈 （已做保护隐私处理）

我是一个对温差过敏的鼻炎患者。以前我一直以为这些症状是感冒，后来去医院检查，才知道是过敏性鼻炎。随着岁数的增长，犯病的次数越来越多，不分季节，也不分昼夜，经常弄的我非常狼狈。这种情况不知道要如何治疗？

🌸 单医生点评

从迎香开始施灸，沿鼻梁上行至印堂穴，再接攒竹、阳白两穴，直至太阳穴；面部艾灸过后，可以加灸肺俞、关元、神阙等穴。

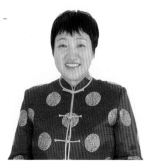

慢性咽炎

　　慢性咽炎是指咽黏膜、黏膜下及淋巴组织的慢性炎症，多发于成年人。本病全身症状均不明显，以局部症状为主，一般以咽部发干、有异物感或轻度疼痛、干咳、恶心、咽部充血水肿呈暗红色等为主要表现。慢性咽炎在临床中常见，病程长，症状容易反复发作。

灸 法

艾灸取穴 **大椎穴、天突穴**

快速定位 低头时，用手摸到脖子后方最突出的一块骨头，就是第7颈椎，该处下方的空隙处就是大椎穴；采用仰靠坐位的姿势，颈部当前正中线上，两锁骨中间，胸骨上窝中央就是天突穴。

操　作

　　温和灸大椎穴和天突穴，每次25分钟，每日1次，1～2周为1个疗程。

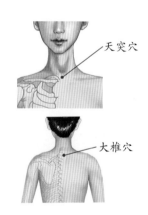

天突穴

大椎穴

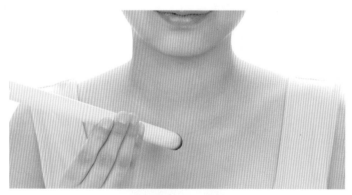

图2-12　灸天突穴

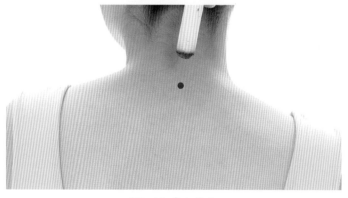

图2-13　灸大椎穴

治疗原理

　　大椎穴的对应部位正好是咽后壁，而天突穴位于咽部的前面，灸两穴可使热力很好地渗透到咽部，一前一后对炎症形成夹击之势，迅速把病邪驱赶出去。

🪷 刮痧疗法

在颈部的前面和两侧从上往下刮，以出痧为宜。每日2次，早晚施行。

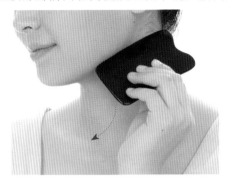
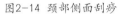
图2-14 颈部侧面刮痧

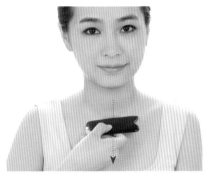
图2-15 颈部正面刮痧

顺着颈部正面往下继续刮到玉堂穴的位置，找敏感点重点刮，一般在颈窝下3指处会出痧。每日2次，早晚施行。

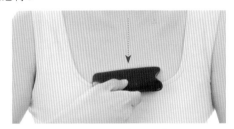
图2-16 敏感点刮痧

🪷 按摩疗法

按揉肝经循行大腿内侧部分，重点是膝关节上下的几个痛点。按揉足背部的太冲穴和丘墟穴，以产生酸胀感为宜。每次按摩10分钟，每日1～2次。

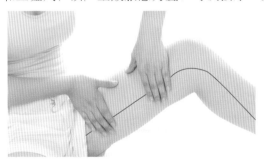
图2-17 按摩下肢肝经

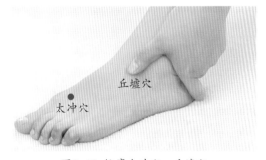
图2-18 按摩太冲穴、丘墟穴

🪷 中药代茶法

胖大海5枚，生地12克，冰糖30克，绿茶适量，共同置于热水瓶中，沸水冲泡半瓶，加盖闷15分钟左右，不拘次数饮服。

🌸 病友反馈 （已做保护隐私处理）

我患慢性咽炎近20年了，一感冒咽炎就复发，而且经常感到嗓子干、有异物感。每次咽炎发病后，整个咽喉部位都是肿胀的，吃饭、喝水都很费劲。我前几年做了一次微波治疗，但是治疗后不久，每天都感到咽痒难忍、整天咳嗽，而且脸有些水肿，很容易疲劳，特别是容易患感冒。我感觉治疗后咽炎并没有好，反而加重了。最近，我参考书上介绍的方法，用温和灸的办法灸大椎和天突穴，感觉咽部不那么难受了，喝水的时候也不像以前费劲了，而且不像以前那样容易感冒了。我偶尔也给自己刮痧、按摩，现在整个人精神了不少。但是有时候咽炎的症状会有反复，单老师这是什么原因呢？

🌸 单医生点评

一般这种情况主要是在治疗期间不注意饮食及有其他不良生活习惯引起，治疗中最好忌烟忌酒，并要保持心情愉悦，不要吃辛辣刺激的食物，要多喝水、少说话。慢性咽炎是一种常见病、多发病，这种疾病比较顽固，常规的药物治疗需要相当长的时间，且容易反复发作。艾灸大椎穴时，艾条的热力透过大椎穴渗透到咽部，会有口干舌燥的感觉，所以这时要多饮水。在此处艾灸，要以全身都感觉热为好。大椎穴对应的部位是咽后壁，而天突穴正好位于咽壁的前面，这样一前一后艾灸，前后夹击，一定会有很好的效果。除此之外，也可以加灸颈椎和颈夹脊，这两个部位对应的点是咽后壁和扁桃体，这样可以让艾灸热力扩散、传导的功能发挥到极致。热感传导由大椎穴和颈夹脊部位向四周扩散（主要是向咽部的前面），不仅可以治疗咽炎和扁桃体炎，而且可以舒缓颈部不适。这就是施灸部位产生热、胀、痛等感觉深透远传，所到之处病症随之缓解的原因。配合艾灸治疗最好的方法是穴位注射，但是穴位注射的操作方法比较复杂，需要由具有较高的医疗技术的医生操作，否则会事与愿违。

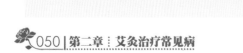

中耳炎

中耳炎是中耳鼓室黏膜的炎症，常发生于8岁以下儿童，其他年龄段的人群也有发生。它是一种常见病，多是由于普通感冒、咽喉感染等上呼吸道疾病引起的。中耳炎以耳内闷胀感或堵塞感、听力减退及耳鸣为常见症状。此病容易反复发作，迁延难愈，艾灸治疗本病有奇效。

灸 法

艾灸取穴 耳道内的阿是穴

操 作

在治疗前，先用棉签蘸3%的过氧化氢溶液（双氧水）擦洗病人外耳道，将脓液清除干净。

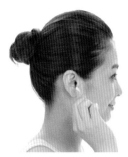

图2-19 清理耳道

吹灸之前，先将纸卷成圆锥形，其顶部要留一个小口。病人侧头，操作者手握纸筒以小孔对准耳孔，把点燃的艾条对准纸筒，用口吹艾条，使艾烟顺着纸筒进入耳道，热度以患者可以承受为宜。每日1～2次，每次时间不限，以病人感觉舒服为宜。

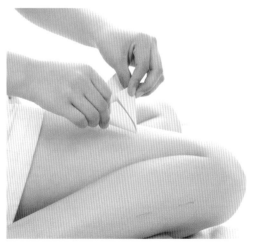

图2-20 纸筒制作

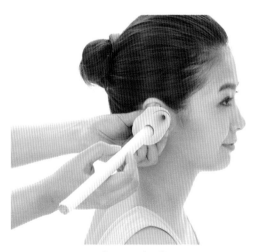

图2-21 吹 灸

注意事项

1. 纸卷的长度以3～5厘米为佳，过长易使热量分散。

2. 吹灸时要长吸气、缓呼气，使热量均匀地进入耳道，避免将艾灰吹入耳内。

治疗原理

艾草纯阳的药性和艾草燃烧时的火力直达病所，驱邪外出。

🪷 按摩疗法

按揉足部的耳反射区

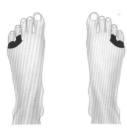

用拇指指尖围绕耳反射区按压10～20次，力度以产生酸痛感为宜，直至按压部位皮肤发红发热。此法也适用于耳鸣、耳聋、外耳道疖肿、中耳炎等耳部病症。

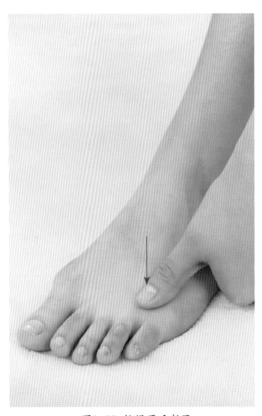

图2-22 按揉耳反射区

🪷 放血疗法

取患侧的尺泽、听宫、翳风三穴放血，每5天1次。此法配合艾灸效果更好。

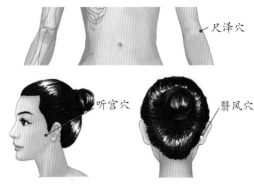
尺泽穴

听宫穴　　翳风穴

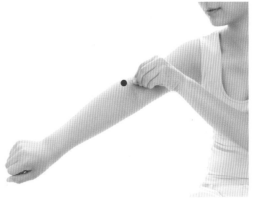

图2-23 点刺尺泽穴

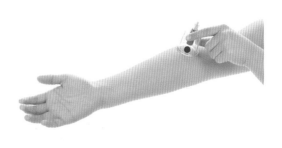

图2-24 拔罐尺泽穴

我患中耳炎很长时间了，平时掏耳朵时，稍不注意就会把耳朵掏得发炎，之后就会一直疼痛难忍。一个星期前，我的右耳又犯了中耳炎，外耳道发炎、红肿，并且流脓，感觉非常痛。我让老伴儿用吹灸的方法帮我灸耳朵。每天艾灸20分钟，同时吃医生开的消炎止痛药。这样灸了一个星期，我发现耳朵不那么痛了，但还是会流脓，流脓的量有时候多、有时候少，请问还有可以治疗中耳炎的其他方法吗？

单医生点评

我再介绍给大家另外一种治中耳炎的方法。先用消过毒的棉球做几个细长的棉卷（记得一定要多做几个，以便经常更换），然后将棉卷塞入外耳道。如果不容易塞进外耳道，可以用棉签或火柴棒协助塞入，尽量塞进外耳道深处，外面留一个可以随时牵出来的头即可。之后在耳部绑一个单罐艾灸罐，尽量用毛巾包好，以免艾灸时因过热而烫伤耳郭。如果耳内有脓液，艾灸时选择侧头位（偏向有脓的一侧），这样便于脓液流出。艾灸时，如果感觉耳内的棉卷湿了，就拿出来更换新的棉卷。这种方法既可以消炎，又可利用消毒棉卷清理脓液，治疗效果也很好。

我患中耳炎4年了，可能是体虚加鼻炎引起的，耳膜有穿孔，每年中耳炎都会发作一两次。这次发作4天后我开始用艾灸治疗，灸到第五天的时候，耳朵就消肿了，脓也基本没有了，就是耳朵还有堵的感觉。但我很想知道这样下去要灸多长时间才行？

单医生点评

这位朋友可以适当减少艾灸次数，每周艾灸2~3次，时间控制在每次半小时以内。

三叉神经痛

三叉神经痛是一种发生在面部三叉神经分布区内反复发作的阵发性剧痛，又称痛性抽搐。该病的特点：发病急骤，无任何先兆，多为一侧发作。发作时，面部出现闪电样、刀割样、烧灼样等难以忍受的剧烈疼痛。中医认为三叉神经痛是由于风寒湿邪或重寒侵袭头部所致。

❀ 灸 法

艾灸取穴 翳风穴、四白穴、下关穴、合谷穴

快速定位 翳风穴，位于耳垂后，乳突与下颌骨之间的凹陷中；四白穴，双眼平视时，瞳孔正中央下方约2厘米处；下关穴，位于耳屏前1横指，为两颧弓与下颌切迹所形成的凹陷处；合谷穴，一手的拇指第1关节横纹正对另一手的虎口边，拇指屈曲按下，指尖所指处。

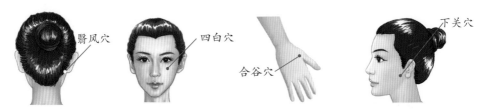

操 作

以上穴位用温和灸，每次每穴15分钟左右，每日1次。

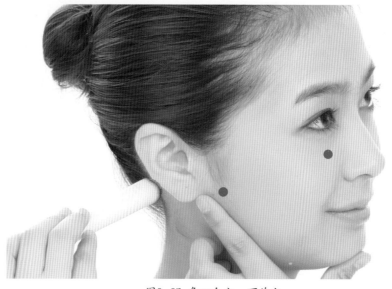

图2-25 灸四白穴、下关穴

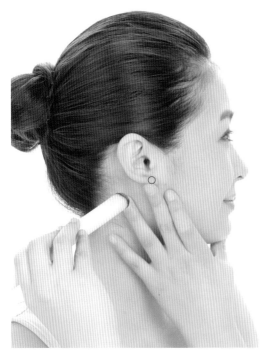

图2-26 灸翳风穴

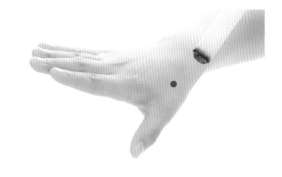

图2-27 灸合谷穴

治疗原理

灸翳风穴主治面部疾病，如面瘫、腮腺炎、牙痛、三叉神经痛等；灸四白、下关两穴可以改善局部的气血运行，达到活血通络、化瘀止痛的目的；中医有"面口合谷收"之说，灸合谷穴对治疗面部，尤其是口部周围的疾病有很好的疗效。

🪷 按摩疗法

用拇指按揉痛点1～2分钟，使疼痛减轻，按压时以产生放射头部、面部的感觉为宜。

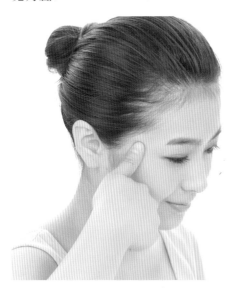

图2-28 按揉痛点

🪷 中药外敷法

把白附子、天南星各30克一起研为细面，备用。将7节长约3厘米的葱白和40克生姜一起捣烂如泥状与白附子、天南星的混合药面调和混匀后，用一层纱布包好，放入碗中，上笼隔水蒸约20分钟，将蒸好的纱布药包趁热熨于患处，每次20～30分钟，每日3次。勿熨眼部，切勿口服。

小提示

1. 饮食要有规律，宜选择质软、易嚼的食物。

2. 吃饭、漱口、说话、刷牙、洗脸等动作宜轻柔。

3. 注意头、面部保暖。

4. 平时应保持情绪稳定。

2010年年初，我妈妈因为右上颚、右鼻翼附近疼痛而去医院检查，结果诊断是三叉神经痛。医生建议我妈妈进行针灸治疗，大概针灸治疗了5个月，但病情一直没有好转。之后我买了一些卡马西平和维生素，不过听说服用卡马西平有不良反应，所以不敢让妈妈多吃这种药，因此她的面部还是有疼痛感，并且已经延伸到眼睛周围。2011年2月初，我妈妈去做了γ刀，手术后疼痛缓解了不少，但是到2012年6月的时候又开始痛了。治疗期间我妈妈还吃了些中药，但是病情一直没有明显的改善。2012年9月初，我妈妈第二次做了γ刀，之后不再疼痛了，但是右边面部出现了麻麻厚厚的感觉，有时候还会很痒，搔抓后也没有缓解。2013年5月，我们接触到了艾灸，于是用温和灸的方法为她灸面部。一段时候后，我妈妈脸颊那里麻麻厚厚的感觉已经得到缓解，但是眼睛周围、右上颚、右鼻翼还是有这种感觉。不知道是不是艾灸的不对，有时候灸得时间久了，她会感觉嘴角有点向上歪，揉过之后就会好，这是什么原因呢？

单医生点评

这种状况是因为艾灸时间过长所致。很多人认为面部不宜艾灸，但我认为面部也是也可以施灸的。需要注意的是，在面部艾灸时间不宜过长，热度不要太高，这需要患者自己慢慢掌握，温灸即可。面部艾灸最好选择手持艾条来熏灸，这样可以随时掌握热度和距离。这位患者做了两次手术都没有根治，说明她的三叉神经痛已经很顽固了。我认为针灸配合治疗三叉神经痛的效果是最好的，但是很多因素会影响治疗效果，比如针灸手法、针刺角度、是否长期刺激、运针的频率等。有些患者的病程比较长，治疗的时间也会相对较长。

偏头痛

偏头痛是一种脑部血管舒缩功能障碍引起的阵发性疾病，多在青春期起病，以女性多见，可有家族史。本病属于中医"偏头风""头角痛""偏头痛"的范畴。因外感或内伤等病因，致使肝、脾、肾等脏腑功能失调，痰浊血瘀，痹阻经脉，气血壅滞不行而发本病。

灸　法

艾灸取穴 率谷穴、百会穴、头维穴

快速定位 率谷穴，位于耳尖直上入发际1.5寸处；百会穴，位于头顶正中心，两耳角直上连线的中点；头维穴，位于人体的头侧部发际里，头正中线旁开4.5寸，发际点向上1指处。

率谷穴　　　　　　　百会穴　　　　　　　头维穴

操　作

百会穴用隔姜灸，每次用黄豆大小艾炷4~5壮，每日1次。其余穴位用温和灸，每次30分钟，每日2次，早晚施行。

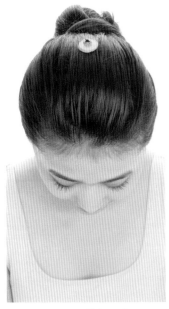

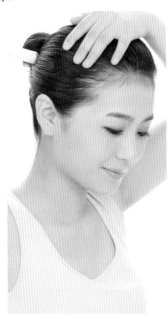

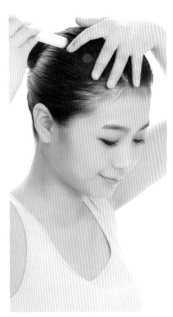

图2-29 隔姜灸百会穴　　　　图2-30 温和灸率谷穴　　　　图2-31 温和灸头维穴

治疗原理

率谷穴，常用于治疗血管（神经）性头痛、神经性耳鸣（耳聋）；百会穴，常用于治疗血管性头痛、眩晕等；头维穴，常用于治疗偏头痛、前额神经痛、血管性头痛等。灸上述穴位可使头部气血运行顺畅，缓解血管的瘀滞状态，"通则不痛"，还能提升人体阳气，促进气血调和。

🌸 按摩疗法

全身放松，用示指、中指点按或用拇指按揉百会穴2分钟；用双手拇指按住太阳穴转圈揉动，先顺揉15圈，再反揉15圈，反复几次；将双手的10个指尖，放在头部最痛的地方，像梳头那样快速梳摩100次，常做此动作可明显缓解头痛。

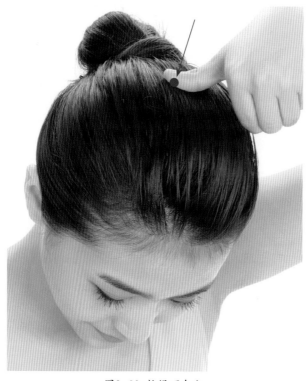

图2-32 按揉百会穴

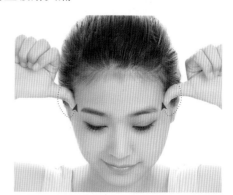

图2-33 按揉太阳穴

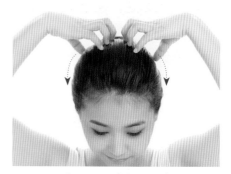

图2-34 头部梳理按摩

小提示

1. 偏头痛患者要避免直视汽车玻璃的反光，因为玻璃直接反射太阳光对人的视神经有刺激作用，会加重偏头痛的症状。

2. 避免从较暗的室内向光线明亮的室外眺望。

3. 不可对视光线强烈的霓虹灯。

20岁那一年冬天的时候，我用刺骨的冷水洗衣服，左手冻得通红，几乎没有知觉了。我当时也没想太多，但这几年一到冬天，总能感觉到整个左边的肢体有些酸软。左手出现伸展、弯曲、抬举不适和酸痛的症状，而且身体不能受凉，空调和电扇早就成为家中的摆设。不仅如此，近几年我在经期之前总会出现左侧偏头痛。开始的时候吃逍遥丸还比较见效，但最近一年效果好像没那么好了。这次我又出现了偏头痛的症状，我的一位好姐妹看到我的身体状况，说我这是得了寒症，推荐我试试艾灸。于是，我按照她说的方法给自己艾灸了率谷、百会、头维穴，没想到第二天头痛的症状就消失了。我想这一定是艾灸的疗效，从此迷上了艾灸。我不懂医，不太了解选穴配穴，也找不准穴位。但是我经常艾条不离手，只要是感到哪儿疼、哪儿不舒服就灸哪儿，这么做对不对呢？

单医生点评

我们年轻的时候，身体比较健康、火力比较旺，受寒凉刺激后也没有什么不适，这时往往不知道保护身体。当身体承受不了这些负荷的时候，寒凉等刺激的后果就会从脏器或经络中反映出来，患者可能会有酸、麻、胀、痛、重的感觉，或者碰触、按压时有上述感觉。这就是身体发给我们的信号，告诉我们身体已经处在不健康的状态了。产生疼痛的部位或疼痛点，就是常说的疾病反应点，也就是中医讲的阿是穴。这位患者"哪儿疼、哪儿不舒服就灸哪儿"也是在灸阿是穴。阿是穴不固定，没有专一的穴位，但是阿是穴通过经络系统与脏腑组织相联系。艾灸这些反应点，可以达到疏通经络、治疗疾病的目的。

胸膜炎

胸膜炎又称"肋膜炎"，是致病因素（通常为病毒或细菌）刺激胸膜所致的炎症。胸膜炎最常见的症状为胸痛。胸痛常突然出现，程度差异较大，多表现为不明原因的胸部不适或严重的胸肋部刺痛，可在患者深呼吸或咳嗽时短暂出现，亦可持续存在并因深呼吸或咳嗽而加剧。

🪷 灸　法

艾灸取穴　**大椎穴、天宗穴、定喘穴**

快速定位　大椎穴，位于第7颈椎棘突下（低头时，用手摸到脖子后方最突出的一块骨头，就是第7颈椎）；天宗穴，上半身保持直立，左手搭上右肩，左手掌贴在右肩膀1/2处，手指自然垂直，中指指尖所碰触之处就是天宗穴；定喘穴，位于后正中线上，第7颈椎棘突下旁开0.5寸处。

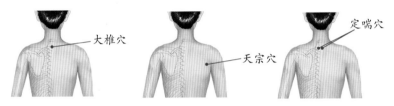

操　作

天宗穴用艾灸罐灸，大椎、定喘两穴可用同一个艾灸罐灸。每次每穴20分钟，每日2次，早晚施行。

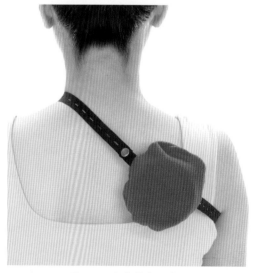

图2-35　艾灸罐灸天宗穴

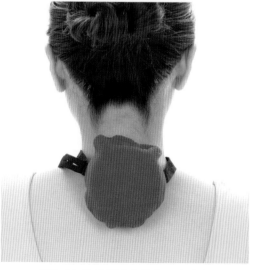

图2-36　艾灸罐灸大椎穴、定喘穴

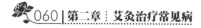

治疗原理

灸天宗穴，能生发阳气，对胸膜炎、支气管哮喘等疾病有良好的治疗效果；灸定喘穴能通宣理肺，对胸膜炎、支气管炎等肺部疾患有很好的治疗作用；大椎穴统领一身之阳，常灸此穴能益气壮阳，提高机体抗病能力。中医认为本病的主要病机是肺气虚，灸上述穴位可以补肺气、加快局部气血流通，从而达到治疗疾病的目的。

按摩疗法

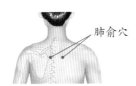

肺俞穴

先用手掌根部按揉左右两侧的肺俞穴36次；再用双手拇指指腹向肩部方向分别推按肺俞穴24次。全套动作结束为一轮，一般施治3～5轮即可。肺俞穴具有调补肺气、补虚清热的功效，适用于和呼吸有关的疾病，如胸膜炎、哮喘、咳嗽、肺炎、喉痹等疾病。经常按摩肺俞穴，可以有效地缓解咳嗽、气短、胸闷等症状。

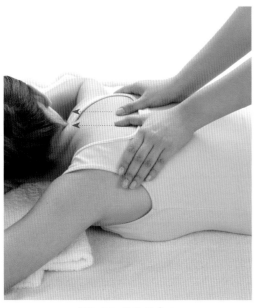

图2-37 推按肺俞穴

拔罐疗法

在大椎、天宗、定喘等穴位上拔小罐，留罐时间10分钟左右，以加强疗效。

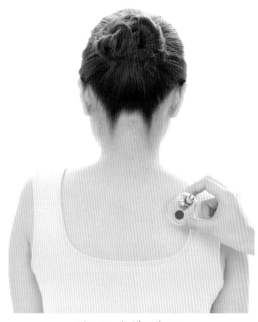

图2-38 拔罐天宗穴

小提示

1. 胸膜炎病人要注意休息，多食用富含蛋白和维生素的食物。

2. 治疗应长期坚持，若为结核性胸膜炎，不可随便停药。

3. 病人采取疼痛部位向下的侧卧位，尽量减少患侧部位的活动。

4. 若出现高热、胸痛剧烈等症状，应及时去正规医院就诊。

我是一位女教师，在我30岁的时候患了胸膜炎，一直在医院进行治疗。每隔一段时间，我就会出现胸闷、气短、呼吸困难的情况，然后就得挂20天左右的吊瓶。我跑过多家医院，可是病情丝毫没有好转的迹象，反而每况愈下。那时候，我被疾病折磨得已经没有心思工作了，长期请病假，身体也越来越消瘦，真是身心疲惫。在求医无望之后，我的同事为我推荐了中医治疗，让我试试用艾灸。抱着试试看的想法，我接受了单老师的中医治疗。单老师先给我针灸，取穴为肺俞、大椎、天宗、列缺、足三里、定喘、风门、涌泉。针灸后，又在上述穴位拔罐。之后单老师告诉我回家艾灸大椎、天宗、定喘、足三里、关元、云门、中府等穴。于是我回家后每天进行艾灸，每个穴位艾灸10～15分钟，每天艾灸1～2次。经过长时间的艾灸，我的精神状态好多了。

单医生点评

在治疗这位患者之前，我并没有治疗胸膜炎的成型案例，治疗她的疾病也算是摸着石头过河。所以在治疗前，我和她说了我的基本治疗想法，在她欣然接受后才为她进行治疗的。为她针灸的目的主要是引邪气下行，而拔罐可以达到活血化瘀的目的，最后的艾灸可以提高身体的免疫功能、增强体质。胸膜炎患者平时还可以做一些慢运动，气功、太极拳、慢跑等都适合胸膜炎患者。要注意在运动过程中动作一定要轻巧、柔和，呼吸要自然深沉，防止运动时因用力过猛而拉伤胸膜。如果在锻炼中出现胸痛、发热、咳嗽、气短等表现，则说明运动过度，应马上停止锻炼，并适当休息。还是那句话，一定要选择适合自己的保健方法。

慢性阑尾炎

慢性阑尾炎是指阑尾急性炎症消退后遗留的慢性炎症病变，可表现为右下腹部阵发性隐痛或胀痛、消化不良、便秘等症状。其特点为起病隐匿，病情发展缓慢，病程较长，可持续几个月到几年。艾灸是治疗慢性阑尾炎最好的方法之一。

灸 法

艾灸取穴 **阑尾点、阑尾穴、阳陵泉穴**

快速定位 阑尾点，在脐与右髂前上棘连线中、外1/3的交界处；阑尾穴，位于足三里穴下1.5寸处，胫骨前缘旁开1横指处；阳陵泉穴，在小腿外侧，腓骨头前下方凹陷处。

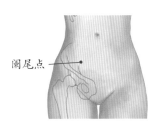
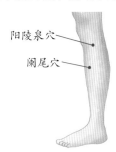

操 作

在阑尾点用1个单眼艾灸盒灸，热度根据自己的适应力决定，时间不少于30分钟，每日1～2次。另外2个穴位用艾灸罐灸，每次每穴20分钟，每日1次。

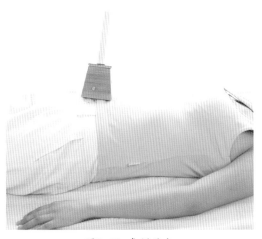
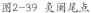
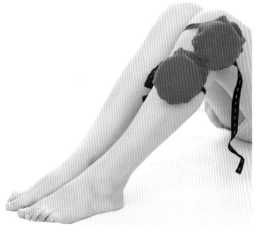

图2-39 灸阑尾点　　　　　　　　图2-40 灸阳陵泉穴、阑尾穴

治疗原理

灸患处能消散局部瘀血，使气血流通顺畅，达到缓解疼痛的目的；灸阳陵泉对胁部及下腹部疾病有很好的治疗作用；灸阑尾穴对急慢性阑尾炎的治疗效果显著。

按摩疗法

取仰卧位，下肢屈曲，以拇指指腹逆时针按揉足三里、天枢、上巨虚三穴3~5分钟，每日2次，早晚施行。按揉足三里、上巨虚两穴时，可稍用力，以皮肤微微出汗为宜。

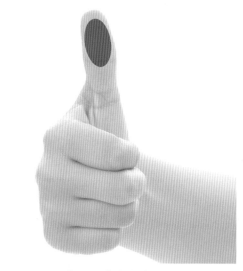

图2-42 拇指指腹

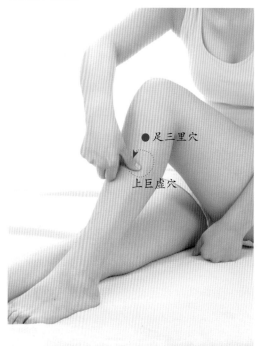

图2-41 按揉足三里、上巨虚两穴

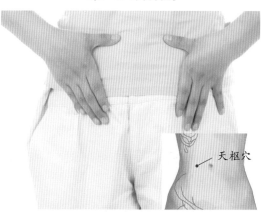

图2-43 按揉天枢穴

中药治疗

野菊花60克，败酱草30克，紫花地丁30克，水煎，每日1剂，分3次服。

小提示

1. 禁止饮酒，忌食生、冷、辛辣的食品。少食油炸、肥腻等不易消化的食物。对于温热性质的动物肉如羊、牛、狗肉应该节制。

2. 避免暴饮暴食，做到少食多餐。

3. 防止过度疲劳。因为过劳会使人体抗病能力下降，从而导致病情加重。

4. 慎用药物，特别是一些解热镇痛药和消炎药。因其对胃肠刺激较大，严重时可能引起消化道出血，甚至穿孔，最好不用或少用。

5年前，我患了慢性阑尾炎，而且常常犯病，每次出现病痛时就去医院挂吊瓶。因为经常去医院挂吊瓶，那里的一位护士都已经认识我了。有一次我的阑尾炎又犯了，正巧赶上她的班。她对我说，其实像我这样天天挂吊瓶，疾病好转得比较慢。她妈妈最近在用艾灸调理身体，也建议我用艾灸辅助治疗。那时我将信将疑，但还是按照她的介绍，买了艾灸工具和书籍，并运用书上讲述的方法灸阑尾点、阑尾穴、阳陵泉穴，我还自己加灸了中脘、神阙、足三里等穴。没想到几天后，小腹的疼痛感没有那么强烈了，这是艾灸起到了作用吗？

单医生点评

不用怀疑，这就是艾灸的疗效，艾灸治疗慢性阑尾炎还是见效比较快的。艾灸时，可以选择方形四眼艾灸盒大面积施灸。艾灸盒的4个眼均插上艾灸条，这样艾灸的火力大。艾灸的时间不要低于30分钟，尤其在阑尾区域（阑尾在体表的投影区域）需要长时间施灸。阑尾穴是奇穴，位于小腿前侧上部，膝眼下5寸，胫骨前缘旁开一横指处（或足三里下1.5寸）。阑尾穴主要用于治疗急慢性阑尾炎、消化不良、下肢痿症。但是，如果是急性阑尾炎或者慢性阑尾炎急性发作，必须马上去医院进行治疗。

艾灸具有很强的消炎作用，有时甚至胜于消炎药，并且没有不良反应。很多人对艾灸疗法持怀疑的态度，但只要尝试了，就会知道艾灸疗法治疗效果的好与坏。很多人在不知不觉中就用艾灸治好病。在治疗疾病时，我们也要学会取舍，不一定非要按照指定方法来治疗，也可以根据自身疾病选择适合自己的治疗方法。只有适合自己的方法才是最好的方法，疗效才是最好的。

结肠炎

结肠炎又称"非特异性溃疡性结肠炎"，是致病因素（如感染、自身免疫反应等）刺激结肠和直肠黏膜引起的炎症反应。结肠炎最典型的症状是腹泻，有"腹痛→便意→排便→缓解"的特点。其伴随症状有小腹隐痛或绞痛、食欲不振、恶心等。

灸 法

艾灸取穴 神阙穴、天枢穴、大肠俞穴、局部痛点

快速定位 神阙穴，在腹中部，脐中央；天枢穴，位于脐中旁开2寸处；大肠俞穴，位于第4腰椎棘突下，左右旁开1.5寸处。

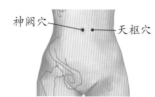
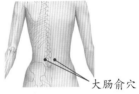

操 作

神阙穴、天枢穴、局部痛点用艾灸盒大火力灸30～45分钟；大肠俞穴用艾灸罐灸15～30分钟，以患者自身的适应力为度。以上操作每日1次，长期坚持。

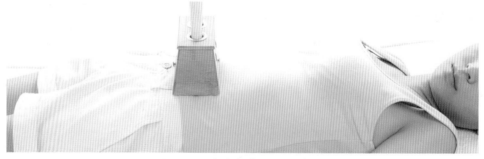

图2-44 艾灸盒灸神阙穴、天枢穴

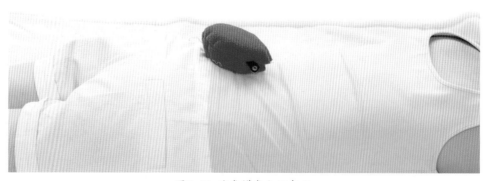

图2-45 艾灸罐灸大肠俞穴

治疗原理

灸神阙穴，能温阳救逆、利水固脱，很好缓解本病肠胃不适的症状；灸大肠俞穴，能理气降逆、调和肠胃，对胃肠功能失调引起各种症状有良好的疗效；灸天枢穴，能疏通肠腑、理气行滞，主治便秘、腹泻、下痢等消化系统疾病。中医认为此病归根结底是人体的元阳虚弱造成的，灸以上穴位能培补人体元阳、调节肠道功能，对结肠炎有良好的治疗作用。

🌸 按摩疗法

按揉腹泻点

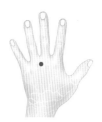

一手拇指按揉另一手背第3、4指掌关节之间，每次每手3～5分钟，至穴位部皮肤发红发热，然后交换操作，每日2～3次。按摩此处可以治疗急慢性胃肠炎、消化不良、结肠炎等。

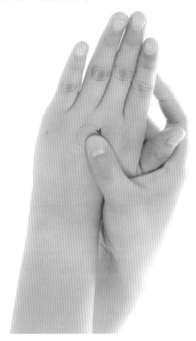

图2-46 按揉腹泻点

按揉腹部

用手掌按揉脐周及局部疼痛点，力量由轻至重，以患者能耐受为度。按揉5～10分钟，以产生酸胀感为宜，每日2～3次。

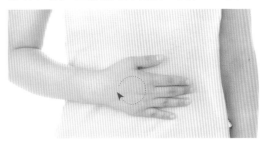

图2-47 按揉脐周及局部痛点

小提示

1. 忌烟酒，不宜吃生冷、油腻、辛辣刺激性食物。因为烟酒及上述食物会刺激结肠壁产生炎症反应，引起本病复发或加重。

2. 不宜暴饮暴食。因为进食过多会加重胃肠负担，使肠胃功能紊乱，导致本病复发或加重。

3. 不宜过度劳累。在过度疲劳的情况下，人体免疫功能下降，易使本病发作或加重。

4. 保持心态平和，避免情绪激动。因为不良的精神刺激可使迷走神经过度兴奋，使肠黏膜屏障的保护性能下降，容易形成溃疡性结肠炎。

上个月有段时间，我一直有腹泻的症状，便出物基本都是黏液状的，这种情况持续了近半个月的时间，而且我感觉肛门处胀胀的，严重时还有失便的现象。吃药后虽感觉好些，腹泻得不严重了，但是停了药就又开始腹泻。刚开始我没太在意，想着这样是不是可以减肥，但是后来我渐渐感觉两腿发软，肛门处还有一块肉肉的东西。我感觉自己的身体状态在不断下降，就去医院做了检查，诊断结果却是结肠炎，挂了几天的吊瓶，但没有太大改善。听朋友说艾灸是一种神奇的治疗方法，于是在前晚我给自己做了艾灸，肚脐眼上隔姜灸三次，又用艾灸罐在小腹部艾灸，当时就有一股热流在腹部滚动，很舒服。到了第二天早上，肛门处就没有了不适的感觉。今天没吃药，也不再腹泻了。难道这真的是艾灸的神奇疗效？

🪷 单医生点评

很多人认为腹泻不是疾病，其实腹泻可不是小问题。有些年轻的女孩子认为腹泻可以减肥，却不知道严重的腹泻会损害肠胃功能，所以千万不要盲目地减肥。如果因为减肥而导致疾病，最后后悔的还是自己。这位朋友的腹泻已经很严重了，到了脱肛的程度。从中医的角度来讲，脱肛是因为气虚下陷或胃肠湿热下注所致，而艾灸具有补气提升和补中益气的作用，可以说正好对症。我再为患结肠炎的朋友提供以下几种艾灸方法：用四眼艾灸盒在神阙、中脘、关元穴之间施的部位灸，每次不少于30分钟；也可以用方四眼艾灸盒在大肠俞、关元俞、小肠俞穴处移动艾灸30分钟。

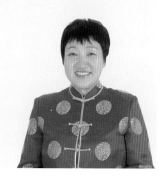

糖尿病

糖尿病是由于多种病因引起，以慢性血糖水平增高为特征的代谢性疾病，患者体内有胰岛功能减退和胰岛素作用缺陷。典型临床表现为多尿、多饮、多食及消瘦，即"三多一少"症状。

糖尿病时长期存在的高血糖会导致各种组织，特别是眼、肾、心脏、血管、神经的慢性损害、功能障碍。

灸 法

艾灸取穴 肺俞穴、脾俞穴、大椎穴、足三里穴

快速定位 肺俞穴，位于第3胸椎棘突下，旁开1.5寸处；脾俞穴，位于第11胸椎棘突下，旁开1.5寸处；大椎穴，位于第7颈椎下方的空隙处；足三里穴，位于外膝眼下4横指，胫骨偏外侧1横指处。

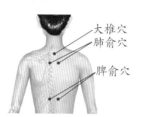
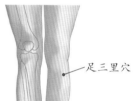

操 作

脾俞穴用艾灸罐灸，肺俞、足三里两穴用温和灸，每次每穴20分钟；大椎穴用艾灸盒灸，每次30分钟。上述操作每日1～2次，每10日为1个疗程。每个疗程结束后，休息3～5日后继续下一疗程。

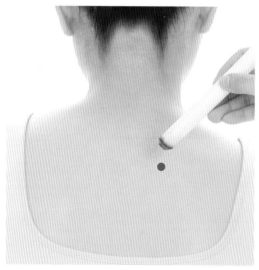

图2-48 艾灸罐灸肺俞穴

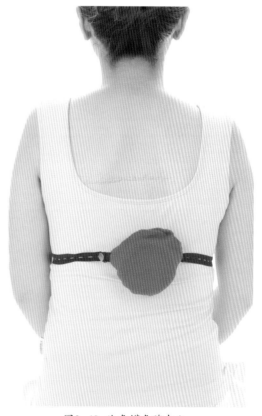

图2-49 艾灸罐灸脾俞穴

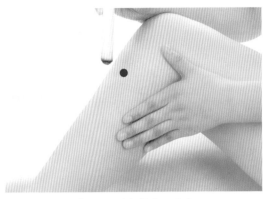
图2-50 温和灸足三里穴

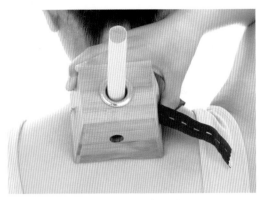
图2-51 艾灸盒灸大椎穴

治疗原理

本病所选穴位具有补充人体元阳、调节脏腑阴阳平衡的功效，从根源上调节人体的元阳，促进阴阳达到新的平衡，使五脏六腑，尤其是肺、脾、肾的功能恢复正常，从而使糖尿病所致的机体气血亏虚的情况得到极大改善。

按摩疗法

按揉足部的胰反射区

用拇指指腹由内向外推按胰反射区10～20次，力度以按摩部位产生酸痛感为宜。按摩此处能治疗糖尿病、胰腺炎等胰腺功能失调所致的疾病。

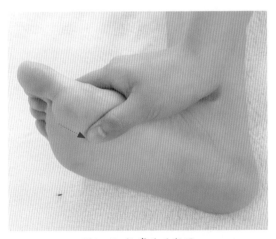
图2-52 按摩胰反射区

运动疗法

适量的体育锻炼可以降低体重，提高胰岛素敏感性。糖尿病患者应经常锻炼，每周至少3次以上。饭后1小时开始运动，每次运动时间不少于30分钟，不要超过1小时，运动时长包括运动前准备活动及运动后恢复正常呼吸频率的时间。一般宜进行散步、打羽毛球、慢跑等有氧运动。

小提示

艾灸不能替代医院的诊疗，艾灸结合药物治疗是控制血糖的好办法。结合艾灸治疗后，降糖药的用量会越来越小，血糖控制也会更理想。

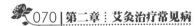

我弟弟有严重的糖尿病。从今年3月8日到3月18日，我指导弟弟做了第一次艾灸，连续艾灸了11天，他的血糖竟然从11.8降到了8.7。我们用的是长四孔艾灸盒，灸背部的腧穴和腰部的八髎穴、腹部的神阙穴这三个部位，每个部位灸40分钟。随后，我们又坚持艾灸，每个月灸14~15天。四五月份的时候，弟弟的血糖一直维持在8~9；到6月份突然又降了1点。最重要的是，他的糖化血红蛋白指标下降了4点，这也是他最高兴的事情。弟弟的糖尿病史已经有8年了，在艾灸之前一直吃降血糖的药物，但是血糖始终降不下来。使用艾灸后，他的身体变化很大，喝水的次数少了，小便的次数也少了。现在弟弟每周都坚持爬山，每次爬山回来感觉都很好。我也盼望他可以尽快战胜糖尿病。

单医生点评

选用四眼艾灸盒或六眼艾灸盒艾灸的面积大、火力强，元气进入体内多，疾病自然好得快。但这不是绝对的，很多方法还是因人而异。有些人在艾灸之后出现上火的现象，可能是使用艾灸后没有及时饮用热水的原因。艾灸不是万能的治病良方，只有适合自己的方法，才是最好的方法！这位患者选择的艾灸工具和艾灸穴位已经对糖尿病治疗取得了一定效果，再运用艾灸和运动结合的方法，效果会更好。用艾灸治疗疾病的同时坚持锻炼身体，十分关键。希望朋友们都坚持使用这种绿色治疗方法，既没有药物的不良反应，也不伤害脏腑，还会增强人体的免疫力。

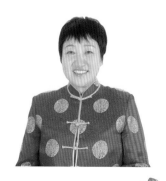

肾 病

肾病泛指肾脏的各种病证，主要表现为腰膝酸痛、尿频或少尿、蛋白尿、水肿、乏力等。肾病患者还常见全身浮肿，开始见于眼睑及颜面，逐渐遍及全身；血压可升高或正常；可有尿少或血尿。中医认为，肾病是由外邪侵袭、劳欲过度或久病耗伤导致精气亏虚所致。

🌸 灸 法

艾灸取穴 第一组：中脘穴、神阙穴、关元穴、足三里穴、丰隆穴

第二组：肝俞穴、胆俞穴、脾俞穴、胃俞穴、肾俞穴

快速定位 神阙穴位于脐正中；中脘穴、关元穴分别位于神阙穴上4寸和下3寸处；肝俞、胆俞、脾俞、胃俞四穴分别位于第9、10、11、12胸椎棘突下，旁开1.5寸处；肾俞穴位于第2腰椎棘突下，旁开1.5寸处；足三里穴位于膝眼下3寸处；丰隆穴在外踝尖上8寸处。

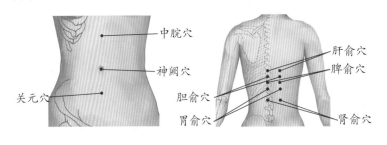

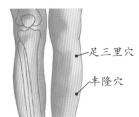

操 作

中脘、神阙、关元等三穴可共用1个长四眼艾灸盒，艾灸时间在40分钟到1小时。足三里、丰隆等两穴用艾灸罐灸，每穴15～20分钟。肝俞、胆俞、脾俞、胃俞和肾俞等穴可共用1个长四眼艾灸盒灸，时间1小时以上。每天选一组穴施灸，两组交替。

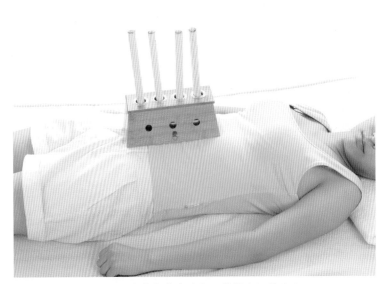

图2-53 艾灸盒灸中脘穴、神阙穴、关元穴

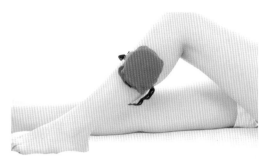

图2-54 艾灸罐灸丰隆穴

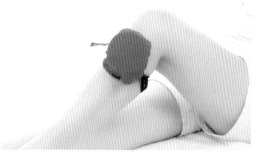

图2-55 艾灸罐灸足三里穴

治疗原理

第一组穴位能调和胃肠功能，使胃气上升，从而起到补益脾胃、升发脾阳、化痰涤浊的作用。第二组穴位能提升人体元气，补益肾阳。

亦可参考马氏温灸法（1～9日循环灸的方法），每次选3穴，每个穴位每天灸1次，每次20分钟。

第一天：中脘穴、足三里穴、神阙穴

第二天：关元穴、曲骨穴、三阴交穴、神阙穴

第三天：肾俞穴、照海穴、神阙穴

第四天：志室穴、复溜穴、神阙穴

第五天：命门穴、天枢穴、气海穴、神阙穴

第六天：膈俞穴、京门穴、神阙穴

第七天：大肠俞穴、水道穴、神阙穴

第八天：章门穴、阴谷穴、神阙穴

第九天：期门穴、悬钟穴、神阙穴

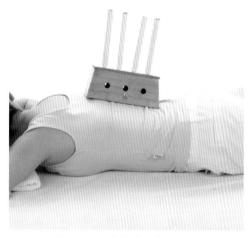

图2-56 艾灸盒灸背部五俞穴

我是一位肾病患者，也是一位艾灸爱好者。从2009年起开始接触艾灸，随着对艾灸的逐渐了解，我越来越喜欢艾灸了。我曾看过很多篇单老师的文章，而我最关注的是关于肾病治疗的文章。我对艾灸可以治疗疾病深信不疑，因此我认为艾灸同样可以治疗肾病。单老师网上的文章很多，内容非常详细，我根据单老师的文章总结出治疗肾病的穴位将近二十个，肝俞、胆俞、脾俞、胃俞、三焦俞、肾俞、中脘、神阙、关元、腹结、八髎、三阴交、太溪、命门、足三里、丰隆、阴陵泉、涌泉、手三里等穴。看见这些穴位后我感到无从下手，在平时艾灸的时候也只能选择几个重点穴位，不知道这样的选择着艾灸有没有效果？选中的穴位是每天都灸，还是隔日或用其他方式灸？选中的穴位是否可以分组？我想这也是很多患肾病的网友们亟待解决的问题。

单医生点评

艾灸治疗肾病也有很多成功的病例，治疗肾病时可以参考《马氏温灸》上1～9日循环灸的方法。患有肾病的朋友一定要卧床休息。卧床能增加肾血流量，可改善尿异常，预防和减轻并发症，防止感染。肾病患者要多饮水、多食优质蛋白、少吃盐。

这位朋友认真地看了我的文章，总结得很好。这些穴位可以选择性地艾灸，哪个对治疗疾病重要，就选择哪个穴位。其中肝俞、三焦俞、肾俞、神阙、关元、八髎穴、三阴交、命门、足三里、涌泉等穴是必须艾灸的。也要根据自己的体质选穴位，根据耐受程度来决定是否每天施灸，或隔天一次。艾灸是一种体验治疗，如果穴位选得恰当，灸得到位，疾病好的速度也相对快一些。很多医生在治疗疾病的时候，也是根据自己多年的临床经验，有些方法可能适合一类人，但并不一定适合每一个人。我们可以当自己的医生，多观察身体给我们的信号。有时要根据自己的体质与耐受程度来选择穴位、确定艾灸方法。

肝纤维化

肝纤维化不是一个独立的疾病，而是指各种致病因子所致肝内结缔组织异常增生，引起肝内细胞外基质过度增生和异常沉淀，最终导致肝脏结构和功能异常改变的病理过程。其主要症状为疲乏无力、食欲减退、消化不良、蜘蛛痣、出血等。肝纤维化的病因有很多，在临床上多见有病毒性肝炎、酒精肝、脂肪肝、自身免疫性疾病等。

灸 法

艾灸取穴 肝区、肝俞穴、胆俞穴、督脉在背部循行部分

快速定位 肝区位于人体的右侧胁肋部；肝俞穴，位于第9胸椎棘突下，旁开1.5寸处；胆俞穴，位于第10胸椎棘突下，旁开1.5寸处。

操 作

温和灸灸督脉时，可沿其行走移动着灸，每次30分钟，每日1次或者隔日1次。如能耐受，直接灸效果更好。肝区用艾灸罐灸，肝俞、胆俞两穴可用双眼艾灸盒灸，每次30分钟，每日1次。

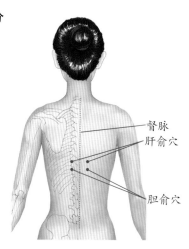

督脉
肝俞穴
胆俞穴

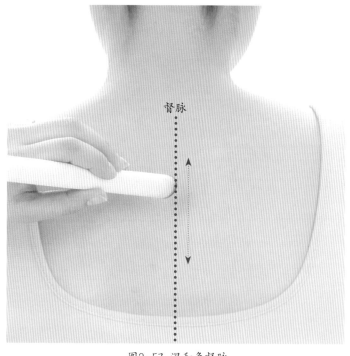

督脉

图2-57 温和灸督脉

治疗原理

灸肝区能直达病灶，驱邪外出；肝俞穴、胆俞穴是病邪的出入口，所以要重点灸；灸督脉可以大补元阴元阳，提升元气，有助于疾病的康复。

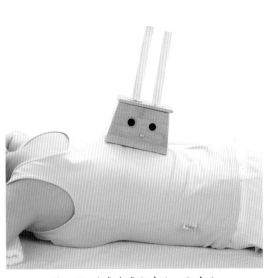

图2-58 艾灸盒灸肝俞穴、胆俞穴

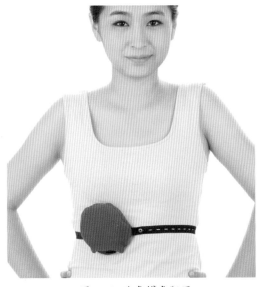

图2-59 艾灸罐灸肝区

肝纤维化患者饮食

赤豆鲫鱼羹

配料： 鲜鲫鱼3条（每条约300克），赤小豆、商陆各30克。

做法： 将鱼清洗干净，把商陆、赤小豆分别放入鱼腹中，用线缝好，清蒸，熟烂成羹即可。分3次空腹淡食。

功效： 主治水湿偏盛型肝硬化。

泥鳅炖豆腐

配料： 泥鳅500克，豆腐250克。

做法： 泥鳅去鳃及内脏，洗净，加食盐少许（腹水明显者不加），加水适量，清炖至五成熟，加入豆腐，再炖至鱼熟烂即可。吃鱼、豆腐，喝汤，分顿食用。

功效： 主治肝郁脾虚型肝硬化。

冬瓜生姜皮汤

配料： 冬瓜皮15～30克，生姜片20克。

做法： 将冬瓜皮、生姜片洗净，加适量水煎煮。当汤喝。

功效： 缓解肝纤维化导致的腹胀。

> **小提示**
>
> 肝纤维化是由不同原因引起的肝脏实质性变性逐渐发展而形成，重视对各种原发病的防治，积极预防和治疗慢性肝炎、血吸虫病、胃肠道感染，避免接触和使用对肝脏有毒的物质，就可减少肝纤维化的发生。

🌸 病友反馈 （已做保护隐私处理）

我是一位小学教师，今年37岁。八九岁时我患了乙肝，大三阳。1995年我的病复发，后来吃中药，把病情稳定住了。2009年5月时，我总觉得身体很累，容易疲劳，经常失眠，脸色暗黄。正巧学校组织老师去体检，医生确诊我是慢性乙肝急性发作。住院15天后，病情好转就出院了。2010年11月，我感觉肝区隐隐作痛，进一步详细检查后，医生说是肝脏纤维化。同年的12月份，我的姐姐在电视上看了艾灸节目，就让我试试艾灸。我坚持每天艾灸足三里、神阙、关元、大椎各穴及督脉。在艾灸的时候，我的皮肤上出现了很多红疹，家里人说我对艾灸过敏，不让我再艾灸了。我想问问单老师我这种情况怎么办呢？是否能够继续艾灸呢？

🌸 单医生点评

在艾灸的过程中，可能会发现身体某个位置出水疱、出红疹，但不要担心，这是病邪在找出路。艾灸一段时间后，体内元气充盈了，就会赶着病邪跑，出红疹、出水疱的地方就是病邪的出路。三分治七分养，再有一个良好的心态，积极治疗，这样自然对身体有益。说实话，肝纤维化是很难治疗的，它与心态、情绪、劳累等多种因素息息相关，很多人由此转化成肝硬化或肝癌。2010年11月份，我们学校也有一位四十多岁的老师开始诊断为肝纤维化，后来转化为肝硬化，很快就离开了。我们大家都很惋惜。我感觉他之所以很快离开就是心事太重了，没有寻求到好的治疗方法，加上有很重的心理负担。恐惧、焦虑是导致他离开的主要原因。上面这位老师是幸运的，她具备良好的心态，这也是可以治愈疾病的根本。相信艾灸，坚持使用艾灸，就会看到疗效。

前列腺炎

前列腺炎是中老年男性多发病，初期可无症状，也可有持续或反复发作的泌尿生殖系统感染症状。前列腺发生异常一般会出现以下症状：尿频、尿急、尿痛、尿道灼热、尿等待、排尿困难、阴囊潮湿等，尿道口流脓、红肿、分泌物增多、小便疼痛，下腹、会阴腰骶疼痛，性功能减退等。

灸 法

艾灸取穴 然谷穴、关元穴、次髎穴、肾俞穴

快速定位 然谷穴，位于内踝前下方，足舟骨粗隆下方凹陷中；关元穴，位于脐下3寸处，腹部正中线上；次髎穴，在髂后上棘下与后正中线之间，第2骶后孔中；肾俞穴，位于第2腰椎棘突下，左右旁开1.5寸处。

操 作

关元穴可用艾灸盒，每次至少灸40分钟；肾俞穴和次髎穴两穴用艾灸罐，每次每穴灸30分钟；然谷穴用温和灸，每次灸20分钟。以上操作每日1次。

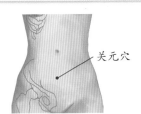

关元穴

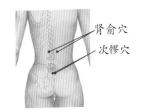

肾俞穴
次髎穴

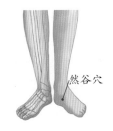

然谷穴

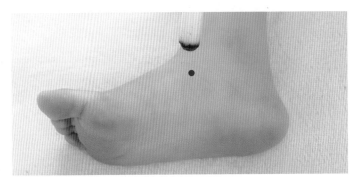

图2-60 温和灸然谷穴

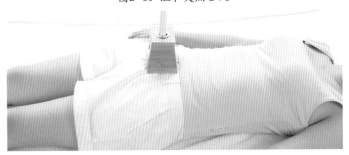

图2-61 艾灸盒灸关元穴

治疗原理

灸然谷、次髎、肾俞等三穴对泌尿生殖系统疾病的治疗有较好的作用；关元穴为真阳所居、化生精气之处，艾灸关元穴能使清阳上升、浊阴下降、元阳温暖、血液充盈，能培肾固本、通调冲任、理气活血，对前列腺炎的治疗大有帮助。

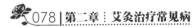

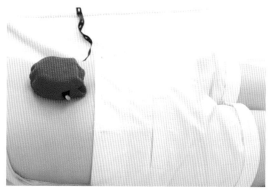

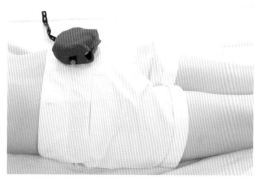

图2-62 艾灸罐灸肾俞穴　　　　　　　　图2-63 艾灸罐灸次髎穴

🌸 按摩疗法

推按手部的前列腺反射区

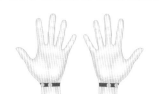

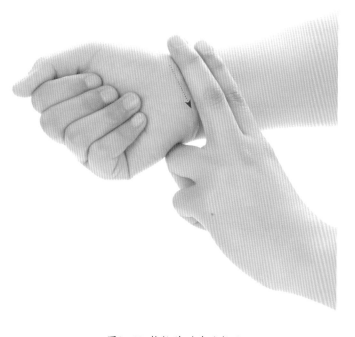

用示指和中指从手腕横纹外侧向内侧推按（即从桡骨侧推向尺骨侧），反复推按30次，以感觉有热胀感为宜。经常推按前列腺反射区可明显改善慢性前列腺炎所致的早泄、遗精、勃起障碍等症状。

图2-64 推按前列腺反射区

小提示

前列腺炎的护理：

1. 防止受寒。寒冷会导致尿道内压增加而引起排泄物逆流。

2. 多喝水，多排尿。浓度高的尿液会对前列腺产生较多的刺激。

3. 保持性生活规律。

4. 避免久坐。久坐会加重痔疮等病，使会阴部充血，从而引起排尿困难。

5. 远离辛辣食品与酒精。

病友反馈 （已做保护隐私处理）

我是广东人，今年39岁，从事公交车司机工作有11年了。6年前，我发现自己有严重的慢性前列腺炎，在医院连续治疗半年。期间做了两次热疗，热疗后非常痛苦，甚至可以用"痛不欲生"来形容。治疗后的三四个月，身体转好了，人也变得精神、有活力，但之后又慢慢回到治疗前的状态。后来改用中药治疗，中药很难吃，吃得我胃特别难受，食欲也下降了，但症状却没有改善。那段时间我从60千克瘦到50千克，同事都开玩笑，说我这样的体重怕被风吹跑了。那种痛苦的滋味只有自己知道。

去年我妹妹无意中看到了艾灸的节目，然后在网上搜索到单老师的博客，于是给我买了艾条教我用艾灸。我半信半疑地艾灸了肾俞、命门、八髎穴，关元、中极、三阴交、气海、然谷等穴，3个月后蛋白尿、前列腺放射性痛都没有出现过，身体明显地好转。我非常欣慰。当然，冰冻三尺非一日之寒，十几年的慢性前列腺炎一年半载想治好也不切合实际，但是我还是看到了希望。

单医生点评

患有男性疾病的朋友都可以参考上面的方法来取穴治疗。现在的男性患有前列腺炎的非常多，有的青少年也患有前列腺炎，这部分人多是因自慰过度、抑制射精导致前列腺充血、水肿而形成的慢性炎症。

艾灸可以治疗很多妇科疾病，如阴道炎、囊肿、积液，而男性疾病如前列腺炎、膀胱炎、前列腺痛、前列腺增生、阳痿、早泄、精子成活率低等也可以用艾灸治疗。我曾经告诉过大家，所有治疗女性疾病的穴位，也可以用于治疗男性疾病。今天我还要介绍一组治疗前列腺炎比较好的穴位，就是会阴、水分、太溪、涌泉、照海等。有的人一定会问，这么多穴位找不准怎么办呢？其实艾灸很简单，找不准穴位没有关系，还是那句话——艾灸取穴"不求孔穴，但求方寸"，就是具体穴位可以找不准，只要找到穴位附近即可。

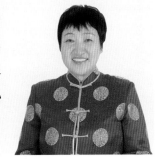

不　育

　　男性不育是指夫妇同房未采取避孕措施，主要由于男方身体异常导致两年以上未生育。中医学认为本病与"先天之本——肾"和"后天之本——脾"的亏虚，以及元气、精血不足有关。艾灸治疗本病效果良好。

灸　法

艾灸取穴　神阙穴、关元穴、太溪穴

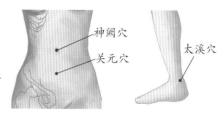
神阙穴
关元穴
太溪穴

快速定位　神阙穴，在腹中部，脐中央；关元穴，位于脐下3寸处，腹部正中线上；太溪穴，位于足内侧，内踝后方与足跟骨筋腱之间的凹陷处。

操　作

　　神阙穴用隔姜灸，黄豆大小艾炷3～5壮；关元、太溪两穴用温和灸，每次灸30分钟。以上操作每日1次。

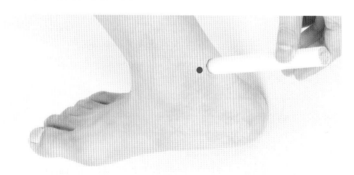

图2-65　温和灸太溪穴

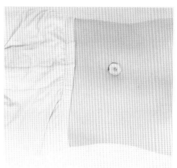

图2-67　隔姜灸神阙穴

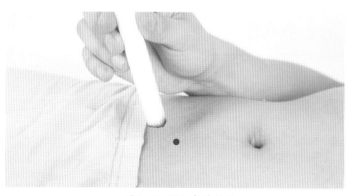

图2-66　温和灸关元穴

治疗原理

　　灸神阙穴能温阳救逆、利水固脱；灸太溪穴能滋阴益肾、壮阳强腰；灸关元穴有很好的培补元阳的作用。灸以上穴位有培补元气、益肾生精的作用，对男性不育有很好的治疗效果。

🪷 按摩疗法

双手按揉小腹

两手掌心相对，搓热后置于小腹，轻揉10分钟之后，再用小鱼际搓揉双侧小腹部3～5分钟。以上操作每日2～3次。

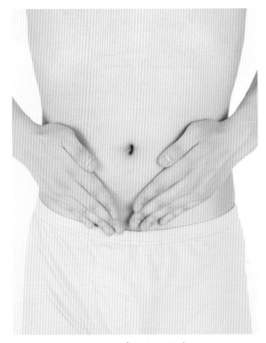

图2-68 掌心按揉腹部

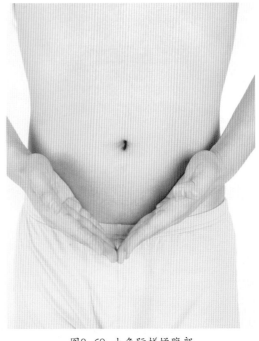

图2-69 小鱼际搓揉腹部

指压生殖腺反射区

用拇指指腹推压该反射区10～20次，力度以产生酸痛感为宜，按压时节奏要稍慢，以增强渗透力。此法可促进激素分泌，调理机体内环境，适用于性功能低下、男子不育、早泄、阳痿等病症。

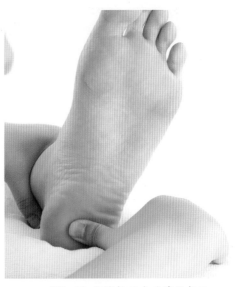

图2-70 指腹推压生殖腺反射区

我和老公正在计划要宝宝，但是孕前检查时发现我老公的精子成活率只有5%。我听朋友说艾灸可以治疗不孕不育，所以按照朋友推荐的艾灸方法给老公艾灸中脘、神阙、关元、归来、八髎穴、三阴交等穴，我也每天用艾条灸腹部。艾灸半个月之后，我们去医院检查，发现老公的精子成活率升到25%。我们两个人都很高兴，回家后继续艾灸。本来我们对怀孕没抱任何希望，计划等老公的精子成活率再高点之后要孩子。但这期间，我突然发现自己居然怀孕了！从上次月经到现在有40天了，但是停经后总觉得腹部隐隐作痛。这简直是个奇迹！我们去医院和医生说这件事，医生都不相信。

🌸 **单医生点评**

这位朋友的老公之前精子成活率只有5%，艾灸半月后升到25%，这真的就是个奇迹。一般来讲，正常精子形态低于60%、精子成活率低于60%、精子活动力Ⅱ以下，对生育都会有直接影响。按照传统中医理论，精是人体生长、发育、性能力和生殖的物质基础。先天之精必须有后天之精的滋养，才能得到充实和壮大；后天之精又必须有先天之精气的供养才能够产生。艾灸、饮食营养是后天之精的物质基础，所以，通过艾灸、食疗可以达到补肾填精的作用。腹痛不是坏事，也许是由于兴奋和紧张导致的，也有时候腹痛只是因为心理作用——心里时时刻刻想着这件事，就会感觉到隐隐作痛。所以在怀孕之后不要太兴奋、不必太紧张，要放松心情。如果还是感觉不适，可以艾灸足三里、神阙穴来缓解压力。放松心态也许会好很多，试试吧。现在有很多朋友通过自身的实践，已经证实艾灸可以助孕，而且不会导致男性精子成活率下降，反而会提高精子成活率。

更年期综合征

　　更年期综合征是指由雌激素水平下降而引起的一系列的全身性症状。某些更年期女性由于卵巢功能减退较快，机体不能适应其变化，从而出现一系列不同程度的症状，如月经变化、面色潮红、心悸、失眠、乏力、抑郁、多虑、情绪不稳、易激动、注意力难于集中等，称为"更年期综合征"。中医认为更年期综合征是因肾气不足、气血亏虚，以至阴阳平衡失调造成。艾灸治疗更年期综合征效果很好。

🪷 灸　法

艾灸取穴　涌泉穴、太溪穴、中注穴、复溜穴

快速定位　涌泉穴，位于足前部的凹陷处，第2、3趾趾缝纹头端与足跟连线的前1/3处；太溪穴，位于足内侧，内踝后方与足跟骨筋腱之间的凹陷处；中注穴，位于脐中下1寸，前正中线旁开0.5寸处；复溜穴，在小腿内侧，太溪穴直上2寸处，跟腱的前方。

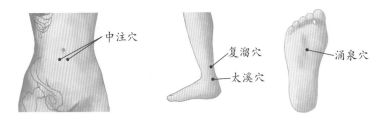

操　作

　　太溪、复溜两穴用温和灸，中注穴用单眼艾灸盒灸，涌泉穴用艾灸罐绑着灸。每次每穴15～20分钟，每日1次。

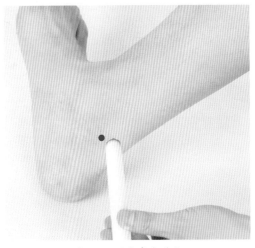

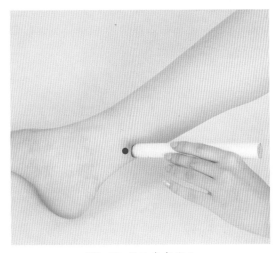

图2-71　温和灸太溪穴

图2-72　温和灸复溜穴

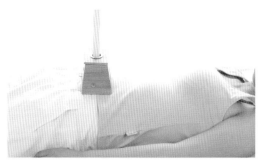

图2-73 艾灸盒灸中注穴

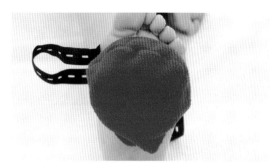

图2-74 艾灸罐灸涌泉穴

治疗原理

所选穴位均为足少阴肾经穴位，灸这些穴位有很好的补益肾精、肾气的作用，对调和肾阴肾阳有较大的帮助。

🪷 刮痧疗法

从下往上刮膀胱经，从上往下刮督脉，可以调整脏腑气血、畅通全身阳气。采用逐步加重的手法，不拘时间，以微微出痧为宜。

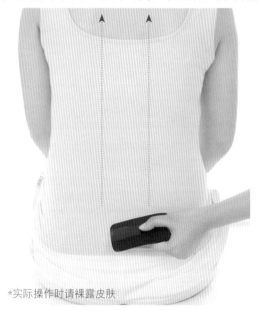

*实际操作时请裸露皮肤

图2-75 刮膀胱经

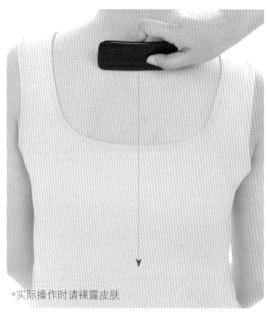

*实际操作时请裸露皮肤

图2-76 刮督脉

🪷 艾叶泡脚法

更年期失眠的患者可以在睡觉前准备50克艾叶，煎煮后泡脚。

🌸 病友反馈（已做保护隐私处理）

我是一位48岁的女性。1年前，我发现自己的月经有些不稳定，有时一连两三个月没有来月经，来的时候月经量就特别的多，而且我脾气变得很大。我觉得我已经到了更年期。和朋友聊天得知通过艾灸可以改善更年期的不适症状，因此我尝试用艾灸调理自己的身体。我灸了关元、神阙、子宫、归来、气海、八髎、膻中、三阴交、内关、足三里、命门、肩井、太冲穴，经过一段时间的治疗，我发现月经比以前正常了，每次的月经不超过7天，而且心情也好多了。听朋友说女性在更年期的时候一定要注意保养自己，我也想了解一下在平时的生活中还需要注意哪些问题？

🌸 单医生点评

艾灸调整更年期症状是合适的治疗方法。除此之外，我建议大家还要适当补充雌激素，因为女性更年期时雌激素处于逐渐降低的状态，借助雌激素和艾灸共同调整，效果更好。大豆异黄酮可以弥补女性雌激素分泌的不足，改善皮肤水分及弹性状况，缓解更年期综合征，改善骨质疏松，使女性再现青春魅力。大豆异黄酮大量存在于豆类食品中，这种天然的植物雌激素很容易被人体吸收。豆类食品中还含有丰富的植物蛋白等营养物质及纤维素，这些也是有利于人体健康的物质。处于更年期的女性还可以多吃亚麻子，也可以起到延缓更年期，预防乳腺癌、子宫癌的作用。女性朋友要养成良好的饮食习惯、健康的营养搭配，按时用餐，避免饥饿过度，忌暴饮暴食。另外，女性在更年期期间应尽量减少脂肪、胆固醇、盐和酒精等物质的摄入，不宜吸烟、饮酒和喝咖啡。希望更多的女性朋友关爱自己、关心自己，通过合理的方式开开心心、健健康康地度过更年期。

更年期眩晕

更年期眩晕是指由于更年期引起的内分泌失调导致的眩晕，一般无实质性病变。其主要表现为自觉有气上冲头部，晨起头皮发胀，头重脚轻，无法正常工作。患者常伴有失眠、潮热、发冷、心悸、心情烦躁、抑郁、全身酸痛等症状。艾灸治疗本病是一个长期的过程，不能因为灸过一两次就期盼出现奇迹。

❀ 灸 法

艾灸取穴 神庭穴、百会穴、肝俞穴、大椎穴

快速定位 神庭穴，位于前发际正中直上0.5寸处；百会穴，在头顶正中心，两耳角直上连线中点；肝俞穴，位于第9胸椎棘突下，旁开1.5寸寸处；大椎穴，位于第7颈椎下方的空隙处（低头时，用手摸到颈部后方最突出的一块骨头，就是第7颈椎）。

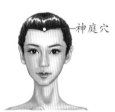
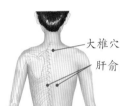
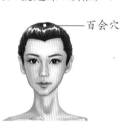

操 作

温和灸百会、神庭两穴，每次20分钟；大椎、肝俞两穴用艾灸罐灸，每次15～20分钟。以上操作每日1次。

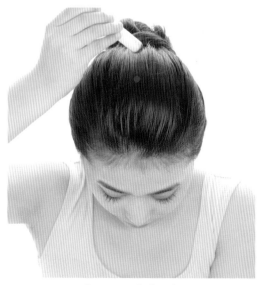

图2-77 温和灸百会穴

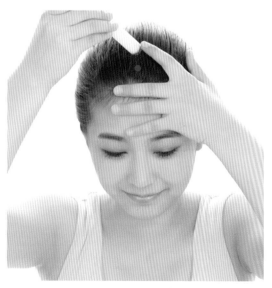

图2-78 温和灸神庭穴

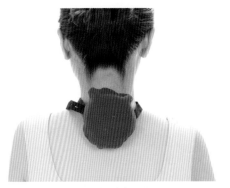

图2-79 艾灸罐灸大椎穴

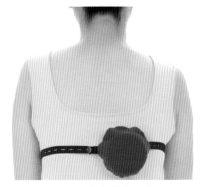

图2-80 艾灸罐灸肝俞穴

治疗原理

　　百会、神庭两穴可以治疗头痛、眩晕、失眠等疾病；肝俞穴有疏肝理气的作用，能较好地改善因肝气郁滞而引起的更年期症状；大椎穴有很好的益气扶阳的作用，对改善头部气血运行有很好的效果。

🌸 按摩疗法

指腹推压肾上腺反射区

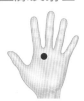

　　用拇指指腹推压肾上腺反射区3～5分钟，力度以产生酸痛感为宜，每日3～5次。此法可以促进激素分泌，调节内分泌水平，适用于更年期综合征及妇科的卵巢、子宫病症。

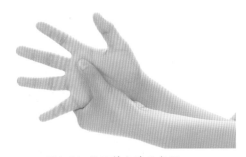

图2-81 指压肾上腺反射区

🌸 刮痧疗法

　　刮颈部两侧，不拘泥于形式，重刮，不强求出痧，3天刮1次。此法有良好的疏通经络的作用。

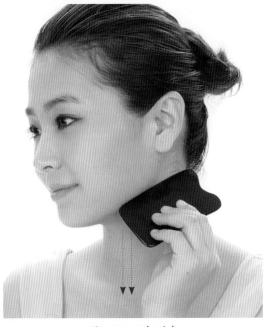

图2-82 颈部刮痧

　　我身在美国，年龄47岁，从事生物医学研究。近一年来我的睡眠质量差，后半夜总是做噩梦，并觉得老有气往头上冲；早起头皮发胀、发晕，人觉得往上飘，无法正常工作。我的体质易上火，几颗红枣就会引起舌头边缘出血疱；但我又怕冷，经常手脚冰凉。在国外没有中药，我想试用艾灸的方法，就让在国内的朋友邮来了几盒艾灸条和几本艾灸相关的书籍。我按照书中的方法治疗最令我苦恼的眩晕，没想到一盒艾灸条用完后，失眠的症状就减轻了。我的父母年事已高，最近我准备回去看他们，正好再带回来一些艾灸条，让国外的朋友试试我们中国人的治病方法。

🌸 **单医生点评**

　　女性45岁之后基本就到了更年期，这个时期属于女性疾病的高发期。一般在45岁以后，女性原有的小毛病会转变成大毛病，会有失眠、潮热、发冷、心悸、心情烦躁、抑郁、全身酸痛等症状。艾灸治疗更年期眩晕是一个长期的过程，不能因为灸过后稍有好转就停止艾灸了。如果患者体内的病邪比较严重，一两次的艾灸只能是暂时缓解症状，一段时间后疾病肯定还会反复。这时体内的正气还没有完全被调动起来，疾病就会表现得更严重了。所以一定要坚持长期治疗，把疾病彻底赶走。

　　女性到了更年期，就会有各种各样的病找上来，有的时候也是千奇百怪，很多处在这个年龄段的女性因为眩晕而苦恼。治疗更年期眩晕，还可以选择隔姜灸的方法（隔姜灸的方法可以免得烫坏了头发），每次4~5壮。传统中医的方法能调节机体重新达到平衡，改善身体的不适，避免药物对人体的伤害，是最适宜采用的方法。

颈椎病

颈椎病是因颈椎间盘变性、颈椎骨质增生引起的，以颈肩痛并放射到头枕部或上肢为主要表现的综合征。发病时病人颈部活动受限，做颈部旋转或活动可引起眩晕、恶心或心慌等症状。严重者会出现双下肢痉挛，行走困难，甚至四肢瘫痪。从中医角度来讲，颈椎病属于痹证，是因风、寒、湿、热等外邪侵袭人体，闭阻经络而导致气血运行不畅的病证所致。

灸 法

艾灸取穴　**颈部阿是穴（痛点）**

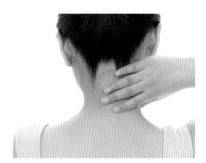

治疗原理

灸阿是穴有祛除病邪、疏通经络、缓急止痛的作用，能很好地治疗颈椎病。

图2-83 定位颈部阿是穴

操 作

用艾灸盒灸颈部阿是穴，每次30～40分钟，每日1次。

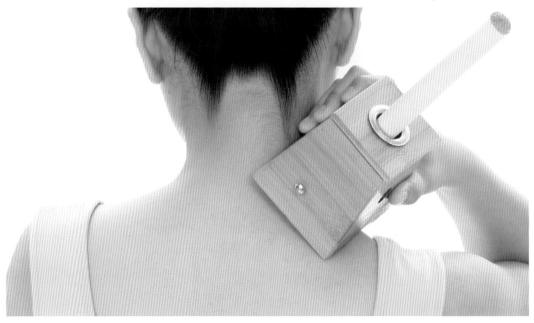

图2-84 艾灸盒灸颈部阿是穴

🪷 按摩疗法

颈椎局部穴位按摩

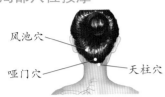

按摩风池、哑门、天柱等穴位。以揉为主，用揉的方法解除病灶的压迫症状，可以缓解乏力、眩晕等症状。

掐压颈项反射区

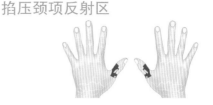

用拇指与示指指腹分别固定于穴位及其对侧，施力掐压穴位处至变热变红。每侧掐压3～5分钟，每日2～3次。可缓解颈椎病引起的颈部痉挛、肩部酸痛等症状。

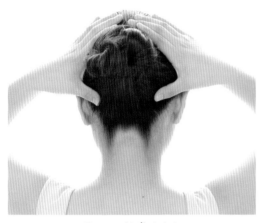

图2-85 按摩风池穴

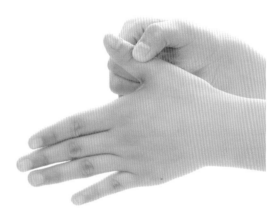

图2-86 掐压颈项反射区

🪷 放血疗法

在大椎穴用一次性点刺针，点刺3～5针后，拔罐拔出瘀血，使局部有新鲜血液参与循环，很快改善症状。

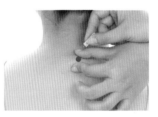

图2-87 点刺大椎穴

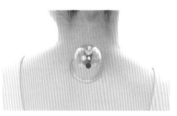

图2-88 拔罐大椎穴

🪷 火针疗法

患颈椎病时间较长的人，可以用手仔细触摸颈部，在一些特别疼的地方可触及有硬包块或条索、结节。把针在酒精灯上烧到由红变白，然后对准包块或条索、结节，快速刺入。刺入的深度要达到目标物的一半左右。

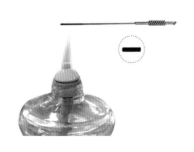

我是一个颈椎病患者，也是一个体会到艾灸疗法神奇之处的人。以前我的颈部前屈时，经常感到颈椎部位疼痛。我让朋友帮我用手捶打，可越捶越痛，疾病也越来越严重。后来我无意中接触到介绍艾灸的文章，于是抱着试试看的态度在颈椎痛的时候灸大椎穴。灸后就不那么痛了，再坚持几天发现效果特别好。我终于找到了可以治疗颈椎病的方法！后来我看到单老师的文章中提到艾灸盒，就买了几个艾灸盒继续艾灸。以前没有艾灸盒艾灸的时候，艾灰会掉在皮肤上。后来我利用艾灸盒艾灸，艾灰直接掉在艾灸盒下面的网罩上，落在皮肤上的艾灰少了很多。但是我发现用艾灸盒艾灸时，艾灸的火力不好控制，有时候灸着灸着就没有温热的感觉了。想咨询一下单老师，是不是我艾灸的方法不对呢？

单医生点评

以前颈椎病的易发人群是中老年人群，而现在由于很多年轻人长期在电脑前工作，加上夏季使用空调时温度过低，越来越多的年轻人患上了颈椎病。这种疾病不易痊愈，只能控制住症状的发展，而艾灸疗法就是其中最具效果的一种疗法。用艾灸治疗时，除了上面这位患者说的灸大椎穴有很好的疗效，我这里还建议加灸风池穴及颈部的夹脊穴，也可以在局部疼痛处取阿是穴。背上艾灸盒艾灸，这样的治疗效果更好，还能把双手解放出来做其他事情。用艾灸盒艾灸的时候，如果感觉火力小了，就把艾条往下推，火力会立刻加强。如果再让家人配合做颈肩部按摩，患者自己经常做颈椎活动，那就更好了。我个人感觉艾灸疗法是最好的治疗颈椎病的方法，对寒凉性颈椎病患者尤其合适。

肩周炎

肩周炎是以肩关节疼痛为主，初起呈阵发性酸痛，继而发生运动障碍的一种常见病、多发病。肩周炎患者常自觉有凉气进入肩部或有凉气从肩关节内部向外冒出，故肩周炎又称"漏肩风""冻结肩"。其发病特点是"广泛"，即疼痛广泛、功能受限广泛、压痛广泛。艾灸治疗本病效果不错。

灸 法

艾灸取穴 **整个肩部**

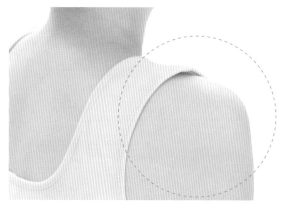

图2-89 艾灸取穴部位

治疗原理

引起肩周炎的主要病邪是寒邪，艾灸有很好的祛除寒邪的作用。六罐艾灸罐几乎能将肩部罩住，治疗力量很强大，灸热及艾草的纯阳之性直透病灶，祛邪外出。

操 作

用六罐艾灸罐在本部位施灸，每次30分钟到1个小时，每日1～2次。

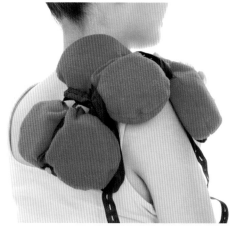

图2-90 艾灸罐灸肩部

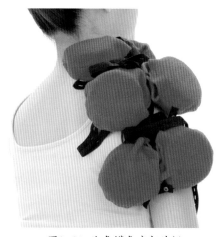

图2-91 艾灸罐灸肩部外侧

🪷 按摩疗法

按压颈肩反射区

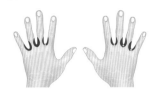

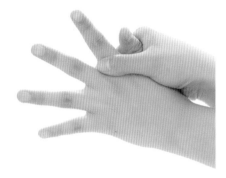

颈肩反射区位于手背的示指掌指关节接近赤白肉处。用拇指或中指指尖按压反射区10～20次，力度以产生酸痛感为宜，按到穴位至变红变热为止。按摩此处可有效缓解肩周炎引起的相关症状。

图2-92 按压颈肩反射区

🪷 刮痧疗法

刮缺盆、天柱、肩井、肩贞四穴及不适部位，以出痧为宜。本法可疏风散寒、温经通络、活血化瘀、强筋壮骨。

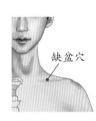

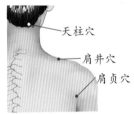

缺盆穴

天柱穴

肩井穴

肩贞穴

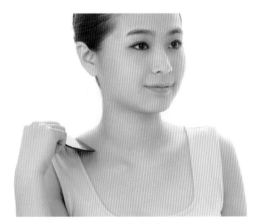

图2-93 刮肩部不适部位

🪷 功能锻炼方法

1. **回旋画圈运动**：患者弯腰垂臂，甩动患臂，以肩为中心，由里向外，或由外向里的画圈运动，用臂的甩动带动肩关节活动。幅度由小到大，反复做30～50次。

2. **正身双手爬墙**：患者面向墙壁站立，双手上抬，扶于墙上，用双侧的手指沿墙缓缓向上爬动，使双侧上肢尽量高举，达到最大限度时，在墙上做一记号，然后再徐徐向下返回原处。反复进行，逐渐增加高度。

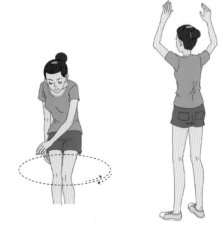

图2-94 回旋画圈运动　　图2-95 正身双手爬墙

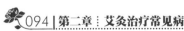

我哥哥患有肩周炎20年了。最近几年他的症状越来越严重，手臂抬不起来，疼得睡不好觉。我就在哥哥的肩胛骨和肩关节周围施灸，还加灸了神阙、关元、中脘等穴。他在我家住了15天，做了10天艾灸，每天晚上艾灸近3个小时。昨天我哥打电话告诉我说回到家胳膊也没再疼，没想到艾灸的效果这么好。我坚持让他做保健灸和巩固治疗，并告诉他做完艾灸后要喝开水，可以帮助身体往外排毒。不知道我的操作方法是否正确？

单医生点评

艾灸具有消炎止痛、活血化瘀、舒筋通络的作用，而且艾灸的热量可以渗透到肩关节周围粘连的部位以松解粘连，所以用艾灸治疗肩周炎会有非常明显的效果。这位朋友的哥哥患病有20年了，每天艾灸2～3个小时，才会有这么好的效果。这位朋友告诉他哥艾灸后要喝水排毒，这样的做法是很正确的，艾灸后一定要及时补水。

病友反馈（已做保护隐私处理）

我是做绘图的，每天上班就是对着电脑狂画图，时间久了，总感觉右肩很沉很累，甚至拿不了稍重的东西。之前看医生吃药后得到了缓解，但不久又复发了。这种疾病特别影响我工作，于是想请教阿姨，除了用艾灸盒艾灸肩周部还有其他的方法吗？

单医生点评

我建议在艾灸后辅助一些按摩方法，这样治疗效果更佳。艾灸后直接进行肩周部和疼痛放射区按摩。按摩的力度以患者可以耐受为宜，要有点痛感，但不能太痛。记住，坚持治疗才能重新获得健康的体魄！

落 枕

落枕又称"失枕"，其临床表现为晨起突感颈后部、上背部疼痛不适，多发生在一侧。检查时颈部肌肉有触痛，颈项活动欠利，不能自由旋转，严重者做俯仰动作也有困难，甚至颈部强直使头偏向病侧。

✿ 灸 法

艾灸取穴 大杼穴、京骨穴、肩外俞穴、局部痛点

快速定位 大杼穴，在背部第1胸椎脊突下，旁开1.5寸处；肩外俞穴，在第1胸椎棘突下，旁开3寸处；京骨穴，在足部外侧，第5跖骨粗隆下缘赤白肉际处。

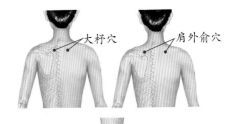

操 作

大杼、肩外俞两穴用双罐艾灸罐灸，京骨穴用温和灸。每次每穴30分钟，每日1次。

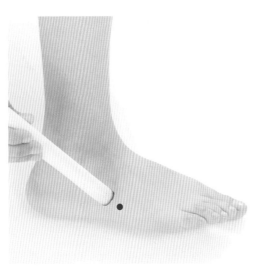

图2-96 温和灸京骨穴

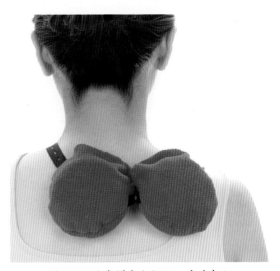

图2-97 艾灸罐灸大杼穴、肩外俞穴

治疗原理

灸大杼穴有强筋壮骨的作用；灸京骨穴有很好的舒筋通络的功效，主治头痛、项强等病症；灸肩外俞穴能舒筋活络、祛风止痛，主治颈肩部疾病；灸局部痛点有很好的舒筋活络的作用。

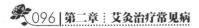

❀ 按摩疗法

站在落枕者身后，用一指轻按颈部，找出最痛点，然后用拇指从该侧颈上方开始按揉，直到肩背部为止。依次按摩，对最痛点用力按摩，直至感到明显酸胀为宜。如此反复按摩2～3遍。再以拳轻叩按摩过的部位，重复2～3遍。此法可迅速使痉挛的颈肌松弛，从而消除疼痛。

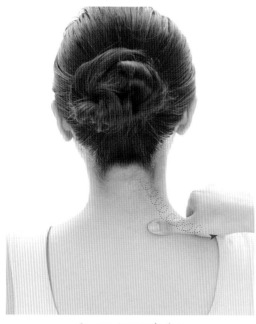
图2-98 指压颈部痛点

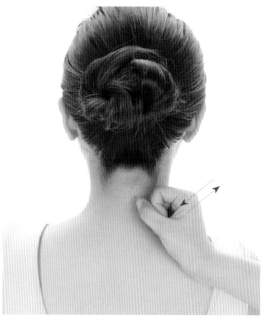
图2-99 轻叩颈部痛点

❀ 热敷疗法

采用热水袋、电热手炉、热毛巾敷痛点或红外线灯泡照射痛点，均可起到止痛作用。注意防止烫伤。

小提示

预防落枕的注意事项：

1. 要选择有益于健康的枕头，一个适宜的枕头既不能太高，也不宜太低。

2. 要注意避免不良的睡眠姿势，如俯卧把头颈弯向一侧，在极度疲劳时还没有卧正位置就熟睡过去，头颈部位置不正、过度屈曲或伸展等。

3. 要注意饮食平衡，荤素合理搭配，多摄入富含维生素、微量元素、钙质的食品，如新鲜的蔬菜、水果、奶制品及豆制品等。

4. 要经常适量运动。可以做一些颈椎的活动操，如"米"字操，就是一种操作简便的颈部保健操。

※ 病友反馈 （已做保护隐私处理）

　　我一直在关注单老师的博客文章，从中学到了不少知识，最近更亲身体验了艾灸的奇效。这几天我们这里一直下雨。前天晚上天气特别闷，晚上睡觉时，我就没有关窗户。睡到半夜，我因为脖子痛得厉害醒了，当时感觉脖子不能动了，从颈椎到左肩这一片不敢动，一动就痛得要命，还发出"叭叭"的响声。我想可能是受凉落枕了。我咬牙起来关了窗户，然后迷迷糊糊地按掐双手的后溪穴，感觉有点热感从腰往上走到痛处。可是脖子还是痛，不敢动，只是按的时候舒服点儿。早上起来，我在大椎穴到左肩处来回用闪罐法拔罐；然后用艾灸，从大杼穴开始往下，一直灸到八髎穴，然后又灸了关元、足三里、三阴交等穴。这一套艾灸做完，我就感觉脖子不太痛了，可以慢慢地左右转了。虽然转的时候还是隐约感觉肌肉里面有个筋结，有点痛，但是和一开始比真是一个天上一个地下。晚上我又在大杼穴和肩颈部艾灸了一下，到第二天早上竟然一点儿疼痛的感觉都没了。记得以前落枕，连揉带捏也要痛几天。现在有了艾灸，再也不用这么痛苦了，真高兴啊！

※ 单医生点评

　　你用的方法很好，并且触类旁通地用了其他的保健穴位，说明你平时一定也经常用中医的办法保健。落枕时，还可以在疼痛部位使用热敷、按摩和拔罐等疗法，能得到更好的治疗效果。这里我说一下拔罐的方法：主要选取阿是穴（即颈部压痛最明显的地方），然后加风门、肩井穴，选大小适当的罐在每处吸拔10～15分钟。拔罐前可以先进行按摩，更能加强拔罐疗法的效果。我建议大家都学几手，有病的时候信手拈来，很快就会控制疾病的发生和发展了。

网球肘

　　"网球肘"因网球运动员易患此病而得名，它在医学上称为"肱骨外上髁炎"。家庭主妇、砖瓦工、木工等长期反复用力做肘部活动者，易患此病。其病因是由于长期的劳损，使附着在肘关节部位的一些肌腱和软组织发生部分纤维撕裂或损伤，或因摩擦造成骨膜创伤，引起骨膜炎症。

灸　法

艾灸取穴　肘部阿是穴（痛点）

操　作

　　直接灸，用米粒大小艾炷置于肘部痛点上。至病人有温热感时，不等艾火烧至皮肤即用压舌板或竹片将其压灭。休息片刻，重复上述操作，每日3～5壮。对某些病程较长和病情顽固的患者，可以在其感到灼热后，继续灸3～5秒钟。

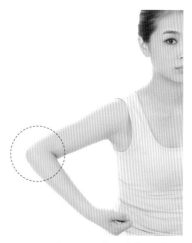

图2-100　定位肘部阿是穴

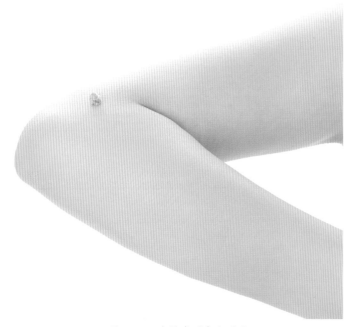

图2-101　直接灸肘部阿是穴

治疗原理

　　因为艾灸能把艾草的药力通过热力迅速传入患病组织，用直接灸对准病灶，使此处的血液循环加快，炎症反应减轻，局部筋脉逐渐恢复正常，疼痛症状自然得到缓解。

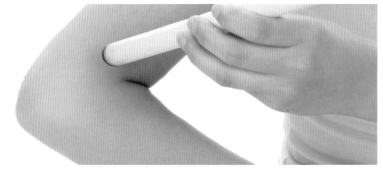

轻症可以采用温和灸的方法，每次灸30分钟，每日1次。

图2-102 温和灸肘部阿是穴

🌸 按摩疗法

按摩痛点

按摩肘关节痛点及周边组织，用拇指指腹按揉该部位30~50下，力度以产生酸痛感为宜，每日2次。此法可以有效缓解肘部损伤、网球肘引起的肘关节疼痛。

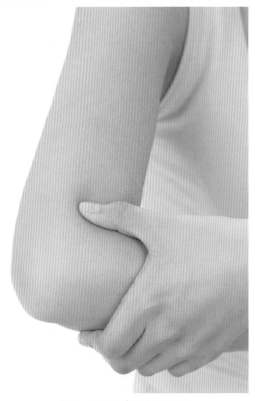

图2-103 按摩肘部阿是穴

按揉肘关节反射区

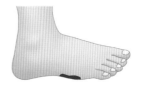

肘关节反射区位于足外缘中点的骨性突起。用拇指指腹按揉该处10~20下，力度以产生酸痛感为宜，每日2次。此法对肘部的关节损伤有较好的治疗作用。

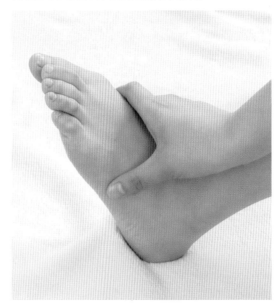

图2-104 按揉肘关节反射区

我是一名厨师，因为常年切菜、掂勺，这几年手肘总疼。我一直没当回事，以为休息一下就不会疼了。可是几个月前，我的手肘疼得有点受不了，掂勺的时候都有点拿不住马勺了。我回家跟媳妇说，她说要给我艾灸，肯定有效果。我媳妇以前总用艾灸治疗一些小病，但是我不怎么相信。我开玩笑地说，要是你这都能治病，我天天烟熏火燎的，啥病都没了。开始艾灸的时候，我还是不太信，但是因为没时间去医院，只好由着我媳妇折腾。她就给我灸手肘疼的地方。刚开始艾灸了一天，我反倒感觉手肘更痛了，我就不想灸了，但是拗不过我媳妇，只好继续坚持。没想到艾灸了两三天以后，感觉好多了，手肘不太疼了。我就继续坚持灸了十几天，以前几个特别疼痛的点都不疼了，没想到效果这么好！现在我媳妇特别得意她给我治好病，也让我相信了艾灸疗法。我想问问单老师我还用不用进行巩固治疗，谢谢您！

单医生点评

"试过艾灸的治疗效果，就会相信艾灸能治疗疾病"，这是我常常说的一句话。艾灸治疗痛症一般需要连续灸几天，当觉得疲惫的时候，可以停几天。有时候，停一停再继续治疗，就可以收到更好的巩固效果。还有，艾灸治疗痛症，当经络不通时，也会有疼痛的感觉，就如这位朋友艾灸第一天出现的问题。可以一边按摩手肘，一边配合艾灸，用一些其他的疗法进行辅助治疗也会很快减轻疼痛的。如做牵拉练习，当急性疼痛消失后，即开始轻柔牵拉肘部和腕部，不要产生疼痛感，保持牵拉状态10秒钟，重复6次，这样可以帮助你恢复肘部功能。

腰椎间盘突出症

腰椎间盘突出症是指椎间盘发生退行性病变，椎间盘的纤维环破裂、髓核组织突出，刺激和压迫相应水平的神经根和血管等组织，从而出现的一系列症状。由于腰椎下部活动度大，承受压力也大，约80%的椎间盘突出症发生在腰椎4、5节之间和腰椎5节、骶椎1节的间隙中。

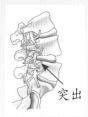
突出

🪷 灸　法

艾灸取穴　腰部阿是穴（痛点）、环跳穴、委中穴、肾俞穴、腰阳关穴

快速定位　肾俞穴，在第2腰椎棘突下，旁开1.5寸处；委中穴，位于膝盖背侧两肌腱之间；腰阳关穴，在第4腰椎棘突下的凹陷中；环跳穴，位于臀部凹陷处稍向上的位置。

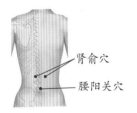
肾俞穴
腰阳关穴

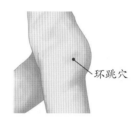
环跳穴

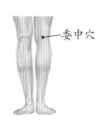
委中穴

操　作

肾俞、腰阳关两穴用双罐艾灸罐灸，环跳、委中两穴用单罐艾灸罐灸，腰部阿是穴用双眼艾灸盒灸，每次每穴30分钟，每日1次。

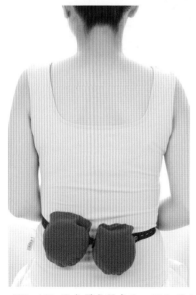
图2-105 艾灸罐灸肾俞穴、腰阳关穴

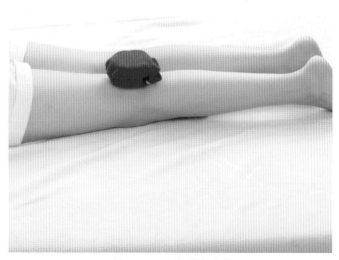
图2-106 艾灸罐灸委中穴

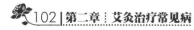

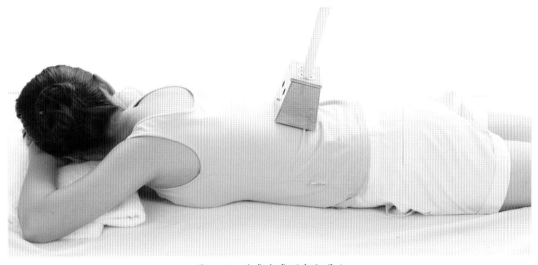

图2-107 艾灸盒灸腰部阿是穴

治疗原理

中医讲"腰背委中求"，灸委中穴可疏通腰背部经脉的气血，有很好的止痛及缓解症状的作用；"腰为肾之府"，灸肾俞穴可壮腰益肾；灸腰阳关穴、腰部阿是穴可疏通局部经络及筋骨的气血，通络止痛。环跳穴是治疗本病的重要配穴，可以有效地缓解本病造成的下肢不适症状。

电针疗法

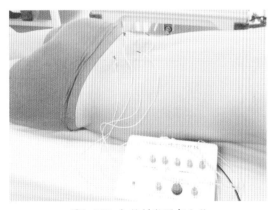

图2-108 电针刺激腰部穴位

若配合针刺来治疗本病，效果会更好。针刺则采用电针的方法，取穴以腰部阿是穴、腰夹脊穴、阳陵泉、足三里、命门、肾俞、复溜等穴为主，用毫针直刺2寸，在患者产生酸麻胀痛感之后，在针柄上接通电针仪，以患者肌肉微颤为度，每次通电15分钟，每日1次。建议在专业的医疗机构进行上述操作，医生也会根据自己的治疗经验来选穴。

小提示

本病在针灸治疗前，最好能去医院检查，做影像学方面的诊断。有些椎间盘突出特别严重，必须依靠手术来解决，不要因针灸延误治疗的最佳时机。

我患腰椎间盘突出症十多年了，去年冬天腰疼得不能提东西、弯腰，前弯和侧弯都不行。因为腰椎间盘压迫神经，我的左小腿外侧麻木，左脚大脚趾至脚面也麻，整个腿就像不是自己的一样。正月初二去给长辈拜年时摔了一跤，回到家腰就疼得不能动了，一直躺到初七才勉强坐起来。后来无意当中看到单老师的博客，就开始试着用艾灸治疗。刚开始灸的时候，只是感觉皮肤热热的；灸了大约一个月以后，觉得从涌泉穴到复溜穴，还有膝盖部位有一股热流，灸完后背会有酸臭的汗水，有时候还会很痒。现在感觉腰部有力量了，也可以适当做简单的家务。只是在每天早上起床的时候比较费劲，需要找对一个方向，缓慢地顺势坐起来。这在以前是想也不敢想的。多谢您让我接触到艾灸。我现在已经艾灸两个多月了，想问问什么时间可以停灸呢？

🌸 单医生点评

您的腰病通过自己的调理已经有了很好的效果，可以停下来让身体休息几天了。有的朋友可能担心停下来会犯病，其实不必担心。停几天再艾灸，可以给体内肌肉、经络等一个休整的时间。对于患病十多年的老病号来说，不要急于马上见到疗效，艾灸后不是马上有酸胀感、痒感等灸感也应继续坚持治疗。因为体内的经络要慢慢调整，才能恢复感觉。像这位患者腿部的神经受到压迫，除了艾灸一些阿是穴外，还可以艾灸环跳、承扶等穴，这样疗效更好。老病号可以适当延长艾灸时间，用艾灸盒或者艾灸罐灸比直接灸省力，也方便患者坚持长时间的治疗。

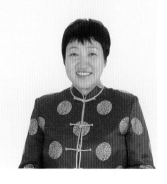

膝关节痛

膝关节痛是一种由风湿、劳损、肥胖等多病因引发的膝关节慢性劳损性疾病。膝关节是人体最辛劳的关节，在承受身体重量的同时，还要承受各种运动对其产生的冲击力，自然会出现一定的疲劳、磨损的现象。老年人膝关节面增生比较严重、形成骨赘，经过长时间的劳累和寒邪侵扰，就形成了慢性劳损性疾病。

灸 法

艾灸取穴 **疼痛部位、肾俞穴、命门穴**

快速定位 命门穴，位于第2腰椎棘突下的凹陷中；肾俞穴，位于第2腰椎棘突下，旁开1.5寸处。

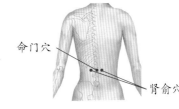

操 作

疼痛部位用隔姜灸，选用老姜，姜片上多刺几个孔，这样艾灸的热力才能更好地渗透下去，连续灸3～5壮。如能耐受，直接灸效果更好。肾俞、命门两穴用双罐艾灸罐，每次灸40分钟，每日3次。

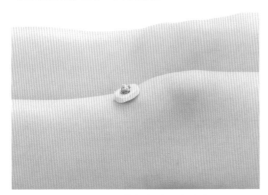

图2-109 隔姜灸膝盖下部痛点

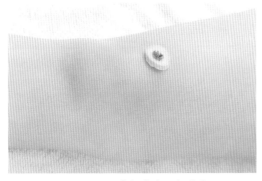

图2-110 隔姜灸膝盖上部痛点

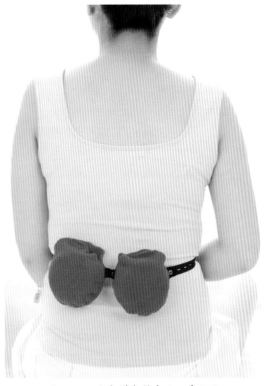

图2-111 艾灸罐灸肾俞穴、命门穴

治疗原理

灸肾俞、命门两穴能培阳固本、升发阳气；"肾主骨"，灸肾俞穴能温肾壮骨，对关节痛有很好的治疗效果；灸疼痛部位，可使寒气发散，气血运行通畅。

按摩疗法

掐揉膝关节反射区

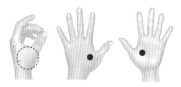

膝关节反射区位于第1掌骨近端尺侧缘与腕骨所形成的凹陷处。赤白肉际处为膝两侧部反射区，手背部为膝前部反射区，手掌部为膝后部反射区。用拇指指尖依次掐揉上述反射区10～20下，力度以产生酸痛感为度。每日2～3次。此法能使膝关节运动灵活，并能加强腿部肌肉弹性。

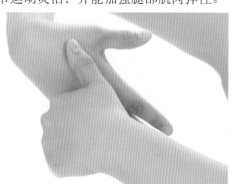

图2-112 掐揉膝关节反射区

饮食疗法

杜仲15克，淮牛膝20克，胡椒根15克，猪蹄一段约200克备用。将猪蹄洗净后，加入药材和适量水同煮，直至猪蹄熟软，喝汤连蹄肉吃下，有壮筋健骨、祛风行血、濡润关节的作用。

运动疗法

康复专家认为，膝关节痛病人需要通过适当运动来缓解症状，也有利于控制病情的发展。膝关节痛患者运动时虽会产生一定疼痛，但并不会导致病情加重，一旦机体适应了这种锻炼，疼痛和僵硬感就会减轻。

跪坐

晨起后或晚上临睡前，两膝跪在床上练习跪坐。跪坐时腰杆保持直立，臀部尽量向后坐，尽力能接触到脚后部，每次练习5分钟左右。

仰卧抬腿

仰卧床上，患腿向上抬15°左右，抬腿时间争取达到10～15分钟。随后练习中也可用脚挑一个枕头，增加强度，每日2～3次。

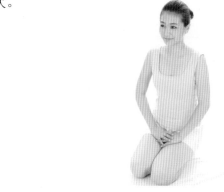

图2-113 跪 坐

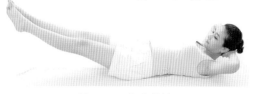

图2-114 仰卧抬腿

我妈妈从2004年开始膝盖肿胀，关节腔内有积液，腿痛不能下蹲，走路时膝盖都有响声。我妈妈以前腿很直，现在成了O形腿。这些年她一直用各种疗法治疗，拍过片子、抽过膝关节腔积液、吃过很多中药，可是收效甚微。用她自己的话来说，吃中药吃得身上皮肤都很细很嫩了，可是膝关节的疼痛还是没有多大改善。妈妈很要强，虽然她有时候疼得掉眼泪，还是坚持帮我们姐弟看孩子。妈妈自己经常感慨："要是腿不痛了，就感觉有使不完的劲，什么活都能干。那样的话，你们只管上班，什么心事也不用有了。"她说这个话的时候，我的心都在流泪。经过单位同事的介绍，今年3月份我让妈妈开始用艾灸疗法尝试治疗。她每天用小艾灸罐绑在腰上，然后两条腿再用双眼艾灸盒艾灸，有时候也灸足三里穴。不到两个月的时候，她的腿部就出现了通窜感觉，能从膝盖一直传到每个脚趾，外面的皮肤温度不变，里面热乎乎的，疼痛症状有了很大改善。我们都特别高兴，相信继续治疗下去一定能治好我妈妈的病。

单医生点评

这位朋友的母亲艾灸后已经有明显效果了，但是单纯使用艾灸的治疗效果肯定不会太快。因为她从2004年患病到现在而且关节腔内有积液，不可能经过1～2个月的治疗就治愈，但坚持治疗一定会有好转。艾灸膝部的时候最好用隔姜灸，这样做能够加强疗效，症状严重的患者我甚至建议在膝关节用火针疗法，然后进行拔罐以排出积液，但这种方法最好有医师的指导。艾灸的同时配合一些按摩和食疗方法，会使膝关节痛更快好转，最重要的是患者一定要有信心坚持治疗。

跟腱炎

跟腱炎是指跟腱及周围的腱膜在运动时遭受劳损，发生部分纤维撕裂、充血、水肿、纤维变性，甚至钙化等病变，以局部疼痛、足跟不能着地、踝关节运动受限等为主要表现的无菌炎症性疾病。艾灸治疗本病，疗效很好。

🪷 灸 法

艾灸取穴 跟腱部阿是穴（痛点）

操 作

采用独头蒜隔蒜灸，每日10壮。或用温和灸，对准跟腱部阿是穴灸20～30分钟，每日1次。

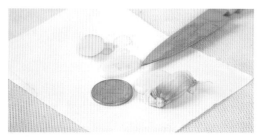

图2-115 隔蒜灸所用蒜片

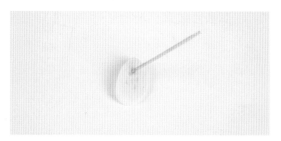

图2-116 蒜片穿孔

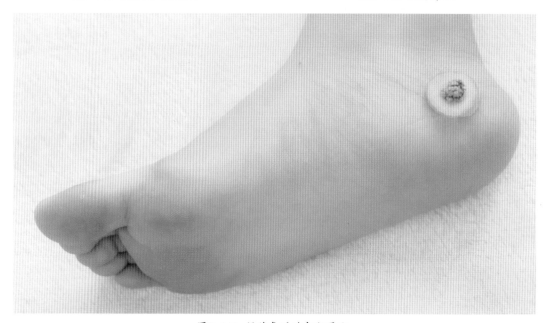

图2-117 隔蒜灸跟腱部阿是穴

治疗原理

大蒜辛温喜散，有消肿化结、拔毒止痛的功效。独头蒜横截面大，比较适合做成隔蒜灸。隔蒜灸患处可以起到活血化瘀、消肿止痛的功效。

按摩疗法

点掐耳部足跟反射区

足跟反射区位于对耳轮上角的前上部。用拇指和示指按摩足跟反射区3～5分钟，至耳郭皮肤发热为止。本法适用于足跟疼痛，可以明显地减轻跟腱的疼痛。

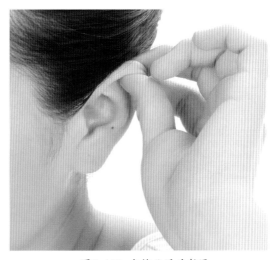

图2-118 点掐足跟反射区

刮痧疗法

在艾灸部位的四周进行刮痧，可促进炎症、水肿的消散，有利于跟腱炎的治疗。

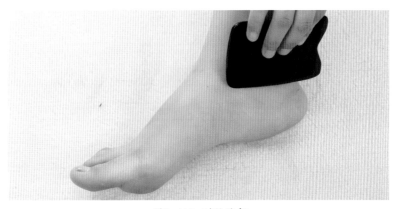

图2-119 刮跟腱部

小提示

跟腱炎的护理：

1. 避免可能会增加足跟疼痛或者肿胀的活动。不要忍着疼痛去工作或活动。休息对于组织的愈合是必需的。

2. 抬高受伤的脚踝，使它的高度在心脏以上，这样可以减少水肿，缓解肿胀感。

病友反馈 （已做保护隐私处理）

我丈夫今年39岁，患跟腱炎快3年了。起初是因为早晨跑步时运动跟腱受损，脚后跟有轻微的疼痛，去医院就诊后打了一次封闭针，感觉好多了。半年后复发，而且疼得更厉害了。于是他又去医院打了一次封闭针，结果没过多长时间就复发了。现在跟腱炎引起的疼痛越来越厉害，平日疼得走路脚都不敢用劲，一跛一跛的，我特别担心。我一直关注单老师的博客，艾灸曾经治好了我的妇科病，所以特别相信艾灸疗法。我想问问单老师，艾灸能治疗跟腱炎吗？谢谢！

单医生点评

我可以告诉这位朋友，艾灸可以治疗跟腱炎，但是见效的时间可能比治疗其他疾病相对长些。我还要告诫大家，运动受损以后应该及时治疗，比如跟腱炎患者如果不顾疼痛继续运动，炎症会扩散至肌腱，引起退行性变和纤维化，产生持续性疼痛。受伤后继续运动不但会加重病情，以后的治疗也更加困难。治疗跟腱炎可以采用局部隔蒜灸的方法：最好用独头蒜，把蒜切成1元钱硬币厚的片，上面用牙签扎上眼，上置艾绒，放在跟腱的痛点施治，可以起到活血化瘀、消炎止痛的作用，坚持治疗就会有很好的效果。也可以用温和灸，手持艾条或用单眼艾灸盒，每天对准阿是穴艾灸20～30分钟，然后可以用手或小的按摩工具在艾灸后的局部进行按摩，可以促进局部活血化瘀。还可以在跟腱疼痛局部先涂抹红药或白药，然后艾灸。一般用这种方法坚持治疗10天，会有很好的效果。

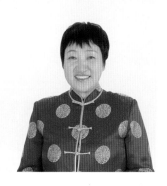

乳腺增生

乳腺增生是指乳腺组织增生，乳腺导管和乳小叶在结构上的退行性病变及进行性结缔组织的生长，其发病主要是由于内分泌激素水平失调引起的。乳腺增生是女性最常见的乳房疾病，其发病特点是乳房周期性疼痛，初起可表现为游走性胀痛，触及乳房外上及中上部疼痛明显，每月月经前疼痛加剧，行经后疼痛减退或消失。

灸 法

艾灸取穴 乳房的阿是穴（乳房肿块处）、肩井穴、天突穴、肝俞穴

快速定位 肩井穴，位于大椎与肩峰端连线的中点；天突穴，位于颈部，当前正中线上，两锁骨中间，胸骨上窝中央；肝俞穴，位于第9胸椎棘突下，旁开1.5寸处。

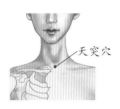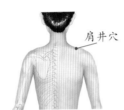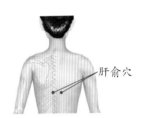

操 作

肩井穴、天突穴、阿是穴用隔姜灸，每次黄豆大小艾炷灸3～4壮；肝俞穴用艾灸罐灸，每次10～15分钟。以上操作每日1次，10日为1个疗程。

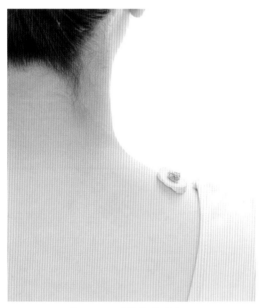

图2-120 隔姜灸肩井穴

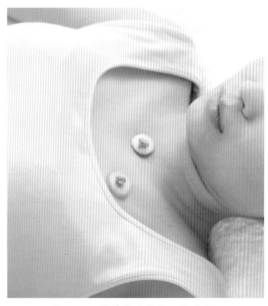

图2-121 隔姜灸天突穴、阿是穴

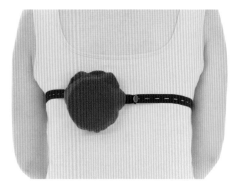

图2-122 艾灸罐灸肝俞穴

治疗原理

  本病主要用舒肝解郁、行气化痰的方法进行治疗。灸肩井穴有祛风清热、活络消肿的作用；灸肝俞穴能疏肝理气、行气止痛；灸天突穴有很好的行气作用；灸阿是穴可直达病灶，消除瘀滞。

🏵 按摩疗法

按压肝点

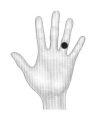

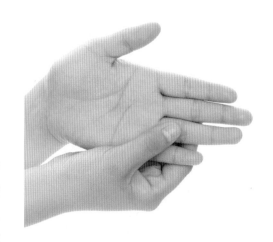

  肝点位于掌面，环指第1指关节横纹中点处。可用拇指或中指指尖按压，至穴位变红变热为止。乳房为肝经循环之处，此法具有疏肝解郁的功效，适用于肝气不舒所致的乳腺增生。

图2-123 按压肝点

🏵 火针疗法

  操作时选用22～28号不锈钢针，针柄用布包裹，以不导热为宜。施术时，将针在酒精灯上烧红，左手固定患部，右手持针。迅速刺入患部及其周围，然后立即将针拔出，针刺的深度视病变深浅而定。每次针数的多少根据病变局部面积的大小而定，一般每次1～3针，以1～2周施针1次为宜。

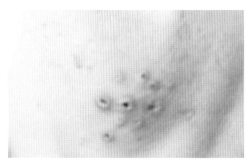

图2-124 火针疗法

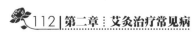

我今年26岁，感觉用艾灸治疗女性病特别有效。我去年在医院检查出患有乳腺增生和纤维瘤，纤维瘤直径约1厘米。医生给我开了点儿药，但吃了以后感觉一点儿效果也没有。今年4月份我再去检查，纤维瘤又长大了2毫米。医生劝我手术，但是我比较害怕。于是我就在网上找治疗的方法，正好看到您的博客有治疗乳腺增生的方法，我就抱着试试看的心理开始了艾灸。我主要是艾灸纤维瘤处最少半小时，然后结合背后乳房对应区和乳房外侧的刮痧，刮痧一般是10天左右刮1次。有时也按摩太冲穴。艾灸到现在已经5个月了，纤维瘤明显小了一半，再检查时发现乳腺增生也好了。以前增生处有刺痛加胀痛感，不能碰，还有很多增生结节，现在都消失了。在我艾灸的过程中两条腿都出现过水疱，乳房上也起过像痧斑一样的红点，一片一片的。我就等到第二天水疱软了弄破挤出水，第三天温和灸几分钟，没过几天就结痂了。我现在还在继续艾灸，想用艾灸彻底消灭掉纤维瘤，但是有点怕出现的水疱和红点，单老师能帮帮我吗？

单医生点评

不用怕，你所说的这些都是返病现象，是体内病邪在找出路的过程。艾灸的过程中会有很多排毒现象，很多人不知道如何进行下一步的治疗，或者打退堂鼓了。如果病邪从体表排出，那么体内的肿痛就会消散于无形，所以出现排毒现象也要坚持治疗，一定能治愈疾病。临床上发现患乳腺疾病的女性多有性情抑郁、忧思多虑、心烦急躁、易怒、胸闷嗳气等症，因为乳房疼痛与肿块大小的变化与情绪变化有关。太冲穴具有疏肝理气、调畅气机的作用，所以按摩或艾灸太冲穴也是治疗乳腺增生的很好的方法。

外 痔

外痔是指痔外静脉丛曲张或肛缘皱襞组织发炎、肥大、增生或血栓瘀滞而形成的肿块。外痔表面盖以皮肤，可以看见，不能进入肛内，不易出血，以疼痛和有异物感为主要症状。

灸 法

艾灸取穴 肛门

操 作

脱去内裤后坐在一个中间有孔的小凳上，肛门对准小孔，将点燃的艾条对准小凳的孔灸熏肛门，每次30分钟，每日1次。

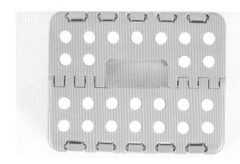 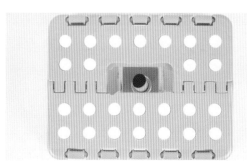

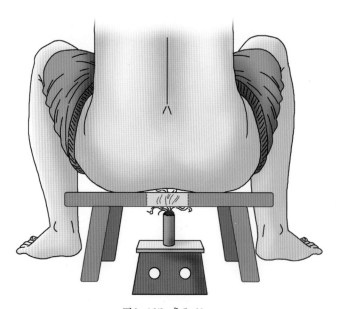

图2-125 灸肛门

治疗原理

痔疮的共同病因就是肛门静脉血液循环不好，艾灸具有强大的活血化瘀功能，通过艾灸改善肛门周围的血液循环，突出、膨大的静脉血管自然就收缩了，痔疮也就治好了。

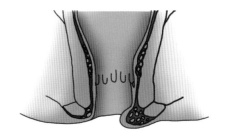

图2-126 痔疮的形成

❀ 按摩疗法

推按肛门和直肠反射区

肛门和直肠反射区位于胫骨内侧后方，趾长屈肌腱间，从胫骨后方向上延伸4横指成一带状区域。用拇指指腹从直肠反射区向肛门反射区推按10～20次，至皮肤发红发热为止。按摩肛门、直肠反射区可治疗肛裂、痔疮、便血、肛门周围炎等病症，通过刺激该反射区可以缓解痔疮疼痛、出血等症状。

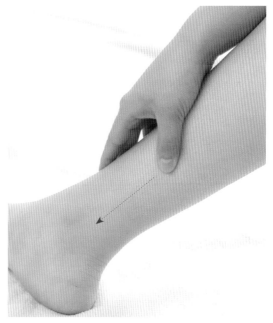

图2-127 推按肛门反射区、直肠反射区

小提示

痔疮患者的日常调护：

保持大便通畅，临厕时不宜过于用力，在大便后轻按肛门数次，并收缩肛门20次。养成良好的排便习惯，避免蹲厕过久。大便后或睡前用温水坐浴，保持肛门皮肤干燥。

痔疮患者的饮食建议：

1.增加高纤维食物的摄取量。高纤维素饮食可使大多数患者的症状缓解或消失，有类似松弛括约肌和扩张肛门的效果。

2.食不厌粗。粗加工的食品，含有较多的营养素和膳食纤维，适合便秘、痔疮患者食用，有利于大便通畅。

3.纠正不良饮食习惯，忌饮酒及进食燥热、刺激性食物。

🌸 病友反馈 （已做保护隐私处理）

我丈夫痔疮挺严重的。我给他买了艾灸条，还特意做了一个专用的艾灸凳子。我让他坚持艾灸了1个月的时间，治疗1星期后效果越来越明显，现在偶尔吃辣椒也不会复发了。没想到跟您学会了艾灸方法，治疗效果会这么好。现在原来有痔疮的地方痔疮已经没了，连辣椒也能吃了。我准备再让他艾灸1个月，巩固一下治疗效果。谢谢您！

🌸 单医生点评

对于痔疮的预防，我建议大家要加强锻炼。这是因为体育锻炼有益于血液循环，可以调和人体气血、促进胃肠蠕动、改善盆腔充血、防止大便秘结，从而起到预防痔疮发生的作用。

🌸 病友反馈 （已做保护隐私处理）

我有外痔很多年了，因为不经常便秘，所以很少发作。最近不知怎么回事突然发作了，而且特别严重。我看过单老师关于艾灸治疗痔疮的文章，就照着灸了4天，每天上午灸20分钟，中间没有用其他的药，感觉好了很多，只是肛门处还有一个小小的肉疙瘩。今天早上灸过第4次后，感觉有一个大大的东西涨在肛门那，很难受，后来还是涂了点药慢慢的塞了进去，我想问问单老师这是一种治疗中的正常反应吗？我现在是暂时停灸，还是继续灸呢？

🌸 单医生点评

在痔疮的治疗过程中，有的患者的痔核艾灸后反而会增大。遇到这种情况，可以停止艾灸几天，等其缩小后再继续艾灸。痔疮就是在这种反反复复的治疗中痊愈的，大概经过几个回合就不会复发了。

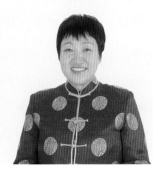

风　湿

风湿是中医病名，属痹证一类，指风、寒、湿三种病邪结合侵犯机体所致的病症，可表现为头痛、发热、微汗、恶风、身重、小便不利、骨节酸痛、不能屈伸等。艾灸能补益人体的元阳、驱散寒邪，所以艾灸是风、寒、湿等邪气的克星。艾灸治疗本病效果很好。

灸　法

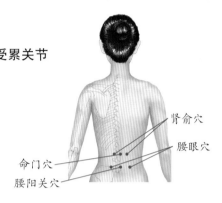

肾俞穴
腰眼穴
命门穴
腰阳关穴

艾灸取穴 命门穴、腰阳关穴、肾俞穴、腰眼穴及受累关节

快速定位 命门穴，位于腰部，当后正中线上，第2腰椎棘突下凹陷中；腰阳关穴，在第4腰椎棘突下的凹陷中；腰眼穴，在第4腰椎棘突下，旁开约3.5寸的凹陷中；肾俞穴，在第2腰椎棘突下，旁开1.5寸处。

操　作

命门、腰阳关、肾俞、腰眼四穴可用六罐艾灸罐灸，每次每穴30分钟；受累关节采用隔姜灸，选米粒大小艾绒，每个穴位灸3～5壮。以上操作每日1次。

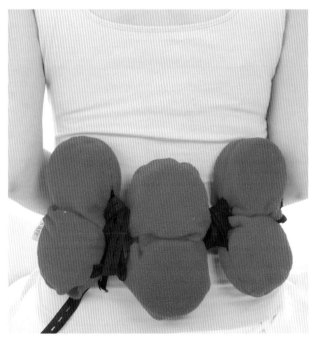

图2-128 灸命门、腰阳关、肾俞、腰眼四穴

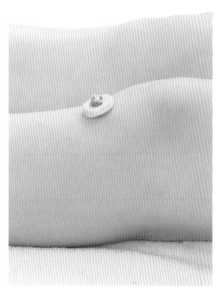

图2-129 受累关节隔姜灸

治疗原理

灸命门穴能提升人体阳气，驱邪外出；灸腰阳关穴主治腰骶疼痛、下肢痿痹；灸肾俞穴能补肾阳，强腰利水湿；灸腰眼穴有很好的利水湿的作用，主治腰背及关节疼痛。灸以上诸穴可温阳散寒、除湿利水，从根本上祛除病邪。灸受累关节能缓解关节局部的疼痛。

按摩疗法

按摩患处或者疼痛部位，可以先用推揉手法，轻轻推揉，先使患部肌肉松弛，气血畅行，然后使用点按手法，刺激患处的经络，以达到舒筋活络、缓急止痛的目的。每次治疗20分钟，每3天1次。

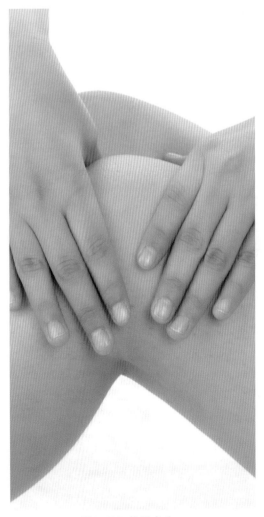

图2-130 推揉患处

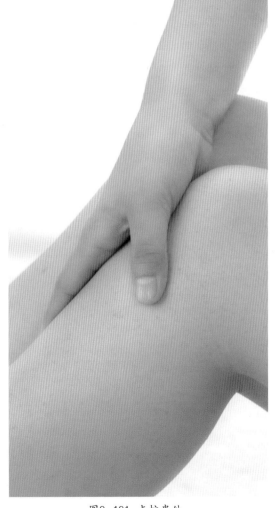

图2-131 点按患处

我阿姨五十多岁，患有严重的风湿性关节炎，膝关节肿大，经常性疼痛，不能下蹲，而且膝关节已经变形。她在医院做过半年的针灸，用药水泡脚，也贴过很多膏药，但是都没有太大疗效。我一直关注您的博客，于是我将艾灸这种治疗方法介绍给了她。因为我不太能准确找到穴位，我就告诉阿姨哪儿疼就艾灸哪儿，主要艾灸膝关节。时间是一个大艾柱烧完为止，每天早晚各1次。每天有空时，她还会用滚轮按摩工具按摩四肢，用手按摩膝关节和小腿，自上而下，每天坚持。1个多月过去了，我去看阿姨的时候，竟然看到了意想不到的效果。一进门阿姨就抓住我的手，告诉我她的感受：现在腿可以下蹲，也能打弯了，膝关节后面的肿块也没有了；以前天天失眠，每天只能睡一两个小时，现在能睡五六个小时；手脚也不像以前那样发冷了，甚至很久没来的月经都正常了。我心里的惊喜真是无法形容！

单医生点评

这位患者由于风湿导致膝关节增生、变形，这种疾病以老年患者居多。因为这个病是慢性病，需要长期的治疗，所以患者要有打持久战的准备。我教给大家用艾灸的方法，大家可以在家艾灸、按摩，这些绿色疗法会慢慢扶植体内正气，还您身体健康。风湿性关节炎的患者除了艾灸腰部的穴位，还要艾灸患病的关节。我建议膝关节和肩关节有风湿的患者用四罐或六罐艾灸罐，因为罐的覆盖面积大，可以完全覆盖膝关节或肩关节，不仅可以更好地治疗关节炎，而且更加方便、省时。

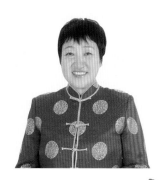

湿 疹

湿疹是由多种致病因素引起的表皮及真皮浅层的炎症性皮肤病，其临床表现具有对称性、渗出性、瘙痒性、多形性和复发性的特点。中医认为湿疹多由湿邪淫溢皮肤引起，湿性重浊、粘滞，不易祛除。所以湿疹病人经常要经历皮肤剧烈瘙痒、反复结痂、破溃的发病过程，十分痛苦。治疗湿疹就要从祛除湿邪入手，艾灸祛湿效果好。

灸 法

艾灸取穴 湿疹部位、足三里穴、涌泉穴、合谷穴

快速定位 足三里穴，位于外膝眼下4横指，胫骨偏外侧1横指处；涌泉穴，位于足前部凹陷处，第2、3趾趾缝纹头端与足跟连线的前1/3处；合谷穴，一手的拇指第1个关节横纹正对另一手的虎口边，拇指屈曲按下，指尖所指处就是合谷穴。

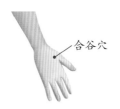 合谷穴
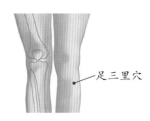 足三里穴
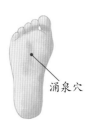 涌泉穴

操 作

湿疹部位、合谷穴用温和灸，每次每处15～20分钟，每日1次。足三里、涌泉两穴用艾灸罐灸，每次40分钟，每日1次。

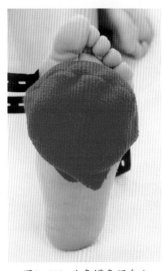

图2-132 艾灸罐灸涌泉穴

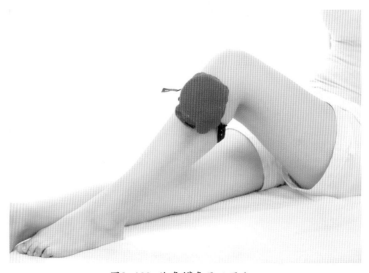

图2-133 艾灸罐灸足三里穴

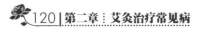

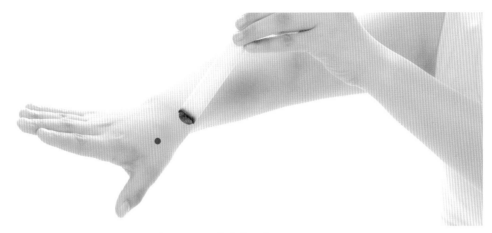

图2-134 温和灸合谷穴

治疗原理

艾灸能补充人体的纯阳之气，这种纯阳之气是湿邪的克星。灸湿疹部位能直达病灶，驱邪外出；灸足三里穴具有疏风化湿、通经活络的作用；灸涌泉穴有明显的补肾阳作用，肾阳充足则气化作用正常，水液从膀胱排出，不会羁留人体转化湿邪；灸合谷穴有镇静止痛、通经活络、清热解表的作用。

放血疗法

艾灸配合放血疗法，治疗效果会更明显。上肢的湿疹可以选择曲泽穴放血加艾灸治疗，下肢的湿疹可以选择血海穴放血治疗，应用一次性放血针放血。

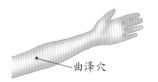

曲泽穴

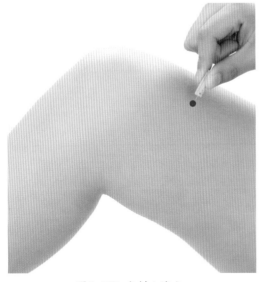

图2-135 点刺血海穴

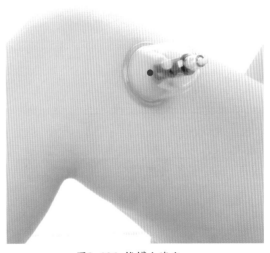

图2-136 拔罐血海穴

我的同事出去旅游时得了湿疹。她去医院诊治，吃了挺多药、花了不少钱也没治好。自从我无意间发现她患了湿疹，就建议她用艾灸治疗。她问我，这能管用吗？我说，不信你试试看，就点了一根艾条给她。没想到灸了一会儿后，湿疹部位开始干松了。看到效果挺好，我就让她继续坚持。她艾灸了5天，湿疹部位就基本好了。她高兴地说："去医院花了不少钱没治好的病，让艾条一灸就给灸好了，艾灸真是太神奇了！"

单医生点评

这位朋友只艾灸了5天就治愈了湿疹，真替她高兴。大家治疗皮肤病时，我建议配合点刺放血。以对患处的点刺放血为主，再配合艾灸疗法，灸足三里、合谷、涌泉等穴及湿疹部位，这样可以做全身性的调整，会有更好的治疗效果。这种多管齐下的方法比较适合病史较久的患者。

病友反馈 （已做保护隐私处理）

我是十月中旬开始艾灸的，但是效果不是很明显，尤其是颈部，有的疤颜色很深。上周到澳洲去旅行，停灸了一段时间，不知道是饮食还是其他原因，回来后我全身上下开始发痒，以前发作的地方更严重，并增加新的地方，特别痒。我想请教单医生，到底是什么原因，为什么我没有其他人见效那么快？

单医生点评

治疗疾病的效果与人的体质有直接关系，有的人对艾灸敏感，效果就很好；反之有的人效果就差。一种方法不可能包治百病，如果您艾灸一段时间效果不明显，可以配合多种方法治疗。

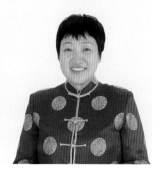

痛 经

痛经是指女性在经期及其前后，出现小腹或腰部疼痛，甚至痛及腰骶。一般随月经周期发病，严重者可伴恶心呕吐、冷汗淋漓、手足厥冷，甚至昏厥等症状。痛经不仅对女性的工作和生活产生不良影响，而且与不孕有着十分密切的关系。临床观察，约有半数以上的不孕患者常伴有不同程度的痛经，因此积极地治疗痛经具有很重要的现实意义。

灸 法

艾灸取穴 内关穴、中极穴、天枢穴、子宫穴

快速定位 内关穴，位于前臂正中，腕横纹上2寸处；中极穴，位于下腹部，前正中线上，当脐中下4寸处；天枢穴，位于脐中旁开2寸处；子宫穴，在下腹部，当脐中下4寸，旁开3寸处。

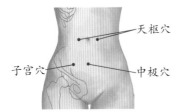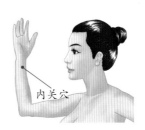

操 作

内关穴用温和灸，中极、天枢、子宫三穴用四眼艾灸盒灸。每次每穴30分钟，每日1次，月经前10天开始灸，月经来到即停。

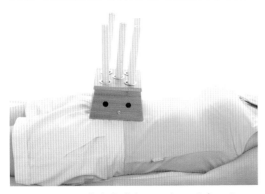

图2-137 艾灸盒灸中极、天枢、子宫三穴

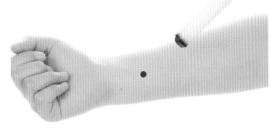

图2-138 温和灸内关穴

治疗原理

灸内关穴可行气活血、缓急止痛，对气滞血瘀型痛经的疗效显著；灸中极、天枢、子宫三穴对月经不调、痛经等有很好的治疗作用。艾灸这些穴位能促进局部气血通畅，"通则不痛"。

🌸 按摩疗法

用手指或掌根揉按腰背部第11胸椎至第2腰椎，并揉按两侧的肌肉及命门、脾俞、肾俞、志室等穴；用手指揉按腹部疼痛的肌肉及神阙、气海、关元、天枢等穴，对本病治疗有很大帮助。

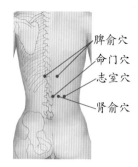
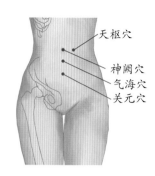

脾俞穴
命门穴
志室穴
肾俞穴

天枢穴
神阙穴
气海穴
关元穴

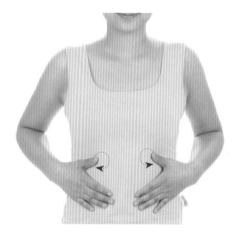

图2-139 揉按天枢穴

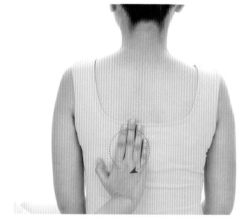

图2-140 揉按脾俞穴

🌸 饮食疗法

方法一：益母草煮鸡蛋。取鸡蛋2个，益母草30克，元胡15克，放入砂锅中加入适量清水同煮，鸡蛋熟后去壳再煮片刻，去药渣，吃蛋喝汤。经前1~2天开始服，每日1剂，连服5~7天。

方法二：蜂蜜热奶。在月经期间，每晚临睡前喝一杯加蜂蜜的热牛奶，可减轻或消除经期的诸多不适。

小提示

如加灸关元、三阴交等穴，且艾灸完成后用手掌大鱼际按摩这些穴位，效果会更好。艾灸后，喝红糖水、生姜汤或大枣茶，有助于瘀血排出、温暖子宫。

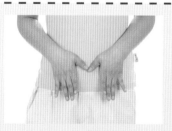

图2-141 按摩腹部穴位

🪷 病友反馈 （已做保护隐私处理）

　　我今年23岁，之前身体挺好，但自从到了南方上大学，因为生活习惯不太一样，大学4年体重减了10千克，脸上也经常起痘痘，每次月经都痛经，而且伴随腹泻呕吐，整个人都要崩溃了。因为我还在上学，所以艾灸方法比较简易，就用一个艾灸盒灸神阙、关元、气海这3个穴位。为了不影响其他人，我用毛巾包裹住艾灸盒，将艾烟困在里面。我还买了艾叶用来泡脚。经过十多天的治疗，第二次例假来的时候，我一点儿痛感都没有了，我绝对没有夸张，这是真的！我看了多少医生、吃了多少药都没治好，精神也饱受折磨。没想到只艾灸了十多天，就治好了我的病！

🪷 单医生点评

　　说到用艾灸治疗痛经，我建议患有痛经的女性朋友们可以试试在经期艾灸，这样可以看到明显的疗效。

🪷 病友反馈 （已做保护隐私处理）

　　单老师，您好！我患痛经十多年了，每次经期第二、第三天疼得最厉害，小腹有坠涨感，腰部涨痛，总想上厕所，经血的量特别大，还有大的血块。特别近几年疼得更厉害了，疼的两天靠吃止痛药度过，现在吃药的效果也不太好了。朋友介绍说您的艾灸疗法不错，我想问问阿姨我这种情况最好艾灸哪些穴位呢？

🪷 单医生点评

　　一般轻症的孩子，我针灸内关穴和三阴交穴，一般10分钟后会自然止痛，而症状比较严重的孩子，我会加上关元穴和子宫穴进行临时止痛。用艾条来熏烤，对95%的痛经都会有立竿见影的效果。

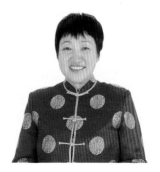

子宫肌瘤

子宫肌瘤又称"子宫平滑肌瘤"，是女性生殖系统最常见的一种良性肿瘤。本病多无症状，少数表现为阴道出血、腹部触及肿物及压迫等症状。子宫肌瘤确切病因不明，可能与体内雌激素水平过高有关。由于子宫肌瘤生长较快，当供血异常时，可以出现不同程度的变性。肌瘤愈大，缺血愈严重，则继发性变性的可能性愈大，所以对子宫肌瘤应当有足够重视。艾灸治疗本病效果良好。

灸 法

艾灸取穴 关元穴、子宫穴、归来穴、子宫区域

快速定位 关元穴，位于脐下3寸处，腹中线上；子宫穴，在下腹部，当脐中下4寸，旁开3寸处；归来穴，在下腹部，当脐中下4寸，距前正中线2寸处。

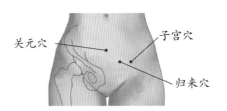

关元穴　　　　　子宫穴

归来穴

操 作

隔姜灸，选黄豆大小艾绒，每处3～5壮，每日1次。或选用艾灸盒灸，每日1次，每次每穴40分钟。

*实际操作时请裸露皮肤

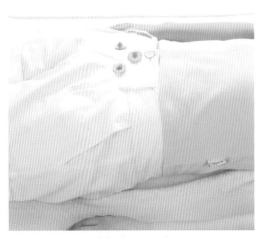

图2-142 隔姜灸关元、归来、子宫三穴

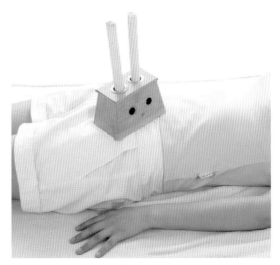

图2-143 艾灸盒灸关元、归来、子宫三穴

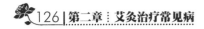

治疗原理

灸关元穴能培元固本、补益下焦；归来穴主治月经不调等妇科疾病；子宫穴，顾名思义，是用于治疗子宫疾病的。本病多因气滞血瘀证引起，灸上述穴位有较好的行气活血的作用，"气血通调病自愈"。

按摩疗法

让患者仰卧，用拇指指腹按揉神阙、气海、关元、天枢、归来五穴，每穴1分钟。再将手掌搓热，放置小腹部，顺时针方向摩腹30圈后，改逆时针方向摩腹30圈。最后用手掌自上而下平推腰背部10～15次，以出现酸胀感为度。以上操作每日1次，10日为1个疗程，经期停止按摩。

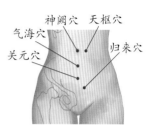

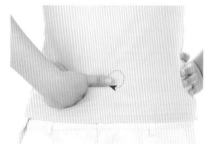

图2-144 按揉神阙穴

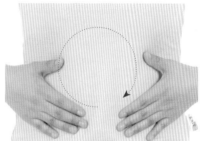

图2-145 顺时针摩腹

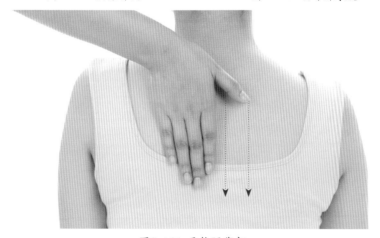

图2-146 平推腰背部

小提示

1. 子宫腺肌症治法与子宫肌瘤治法相同。

2. 艾灸虽然不能代替手术治疗，但可改善患者体质，加速症状好转，采用直接灸虽然容易产生灸疮，但效果更好。

我今年年初开始尿频，医生起初认为是尿路感染，吃药以后却没有效果。等尿样分析出来，发现尿中并无细菌，于是医生让我做了CT，发现子宫底部有直径2厘米的肌瘤，右卵巢有愈合的囊肿迹象，且子宫颈肥大。又做了B超，确定为子宫增大，除子宫肌瘤外，子宫颈还有两个囊肿。因为肌瘤位置不好，所以医生建议我摘除子宫，可我才42岁，于是我到处寻找治疗的方法。我在网上看到您的博文，一开始我是抱着试试看的态度，根据您博客上介绍的方法开始艾灸。我可能属于对艾灸敏感的人，很快就有灸感，于是我每天做艾灸日记，把艾灸的穴位和感觉都记录下来。灸了四五天，我就觉得肌瘤没有了，因为我的尿频和便秘都消失了。过几天我再做B超，果然没有在子宫发现肌瘤。我很感谢您，因为您的博客，我才免去子宫摘除之痛，并且健康起来。

单医生点评

这位患者真是个幸运者，连我都没想到可以这么快见效，关键是免去了手术之苦。在艾灸治疗的时候，有很多病人都想急于求成，但对大多数人来说，用艾灸疗法治病是个慢功夫，不能着急。有的患者反馈经过4个多月的治疗才见到效果，甚至有的经过了8个月的治疗，但是最终她们的疾病都有了很大程度的好转。所以，我建议患者在治疗效果不明显的时候不能灰心、不能放弃，仍要继续坚持治疗。艾灸治疗疾病常会有反复的情况，要认清排毒现象，端正心态，耐心艾灸。

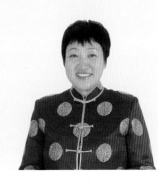

功能性子宫出血

功能失调性子宫出血简称"功血"，是指异常的子宫出血，多因内分泌系统功能失调所致，一般无组织、器官实质性病变。功能性子宫出血是一种常见妇科病，多表现为月经周期不规律、经量过多、经期延长或不规则出血。本病容易导致贫血、继发感染、不孕等并发症，甚至有可能发展成子宫内膜腺癌，所以要重视本病的预防和治疗。艾灸治疗本病效果很好，艾灸前应排除子宫的实质性病变。

🌸 灸　法

艾灸取穴　隐白穴、三阴交穴、中极穴、关元穴

快速定位　隐白穴，在足大趾外侧，趾甲角旁；三阴交穴，在内踝尖直上4指，胫骨后缘；中极穴，位于下腹部，前正中线上，当脐中下5指处；关元穴，位于脐下3寸处，腹中线上。

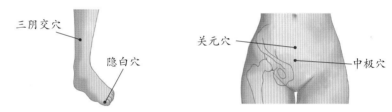

操　作

中极、关元两穴用双眼艾灸盒灸30分钟，每日1次；三阴交穴用艾灸罐灸，隐白穴用温和灸，每次每穴30分钟，每日1次。

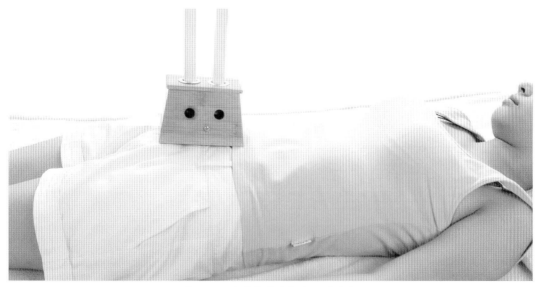

图2-147 艾灸盒灸中极穴、关元穴

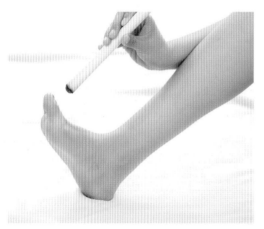

图2-148 温和灸隐白穴

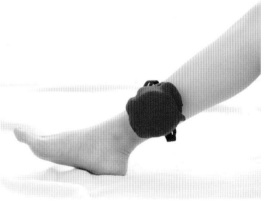

图2-149 艾灸罐灸三阴交穴

治疗原理

　　隐白穴为足太阴脾经的穴位，有收敛止血的功效；灸关元穴能补虚壮元阳，温中止血；三阴交穴主治月经不调、崩漏、带下等妇科疾患，对本病治疗效果好；中极穴对生殖、泌尿系统疾病有较好的治疗作用。

🌸 饮食疗法

　　取荔枝干20粒，莲子60克。将荔枝干去壳和核，莲子去芯，洗净后一起放入陶瓷罐内，加水500毫升，炖熟即可服用。荔枝干营养丰富，能补血健脾，莲子能补脾固涩，两者合用，配伍恰当，对功血有很好的辅助治疗作用。

小提示

　　1. 出血时要注意外阴清洁，勤换内裤及卫生巾。不能因有出血而不清洗外阴，相反地，行经期一定要每日清洗血污以避免感染。

　　2. 加强卫生宣传教育。对绝经后出血、更年期月经紊乱的中老年女性应注意排除癌病的可能；对年轻女性月经过多而治疗2~3个月无效者，应做细胞学检查及子宫内膜和宫颈管内膜的检查。

我姐姐因为子宫肥大做了刮宫手术，术后出现子宫出血，而且肚子疼。我是您的支持者，就在您的博客上留言咨询，然后您告诉艾灸对治疗功能性子宫出血疗效很好。在得到您的回复后，我就在隐白穴上给姐姐进行悬灸，当天下午出血就很少了，而是流出一些带状物，腹痛也减轻了很多。因为我觉得姐姐的病情比较严重，就每天给她艾灸3次。虽然后来病情有些反复，但我仍然让姐姐坚持艾灸治疗，20天左右之后就不再出血了。现在特来向您来报喜，谢谢您！

🌸 单医生点评

遇到这种特别着急的情况，我一般都会尽快回复，尽量告诉大家一些有效的治疗方法。艾灸疗法治疗功能性子宫出血疗效很好，但对于子宫肥大是否也有很好的疗效，就要在实践中患观察了。中医认为本病发生的主要机理是由于冲任损伤、不能固摄，以致经血从胞宫非时妄行。隐白穴是足太阴脾经的穴位，可启闭开窍、收敛止血。除了可以艾灸隐白穴，还可以艾灸三阴交、中极、关元等穴，以便更好的治疗此病症。《针灸大成》中记载，隐白治疗"妇人月事过时不止"；《保命集》云："崩漏症宜灸隐白"，虚者配合艾灸关元穴，以补虚壮元、温中止血；《普济方》中也记载了许多治疗崩漏的灸疗处方，如"治崩中带下，穴针灸中级"，"治漏胞，下血不禁，关元灸两傍三寸百壮"，"治白崩及血伤，带下赤崩，灸小腹横纹，当脐孔直下百壮"等。

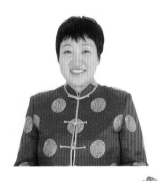

阴道炎

阴道炎是阴道黏膜及黏膜下结缔组织的炎症，是妇科常见的疾病。由于解剖学及生理学特点，健康女性的阴道对病原体的侵入有自然的防御功能，当其防御功能遭到破坏，则病原体易侵入，导致阴道炎症。阴道炎临床上以白带的性状发生改变及外阴瘙痒、灼痛为主要特点，性交痛也较为常见；当感染累及尿道时，可出现尿痛、尿急等症状。艾灸治疗阴道炎效果很好。

灸 法

艾灸取穴 **中极穴、次髎穴、归来穴**

快速定位 中极穴，位于前正中线上，当脐中下4寸处；次髎穴，在髂后上棘下与后正中线之间，适对第2骶后孔中；归来穴，在脐中下4寸，距前正中线2寸处。

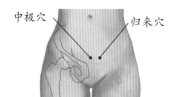
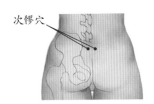

操 作

中极、归来两穴用双眼艾灸盒灸，次髎穴用艾灸罐灸，每次每穴30分钟，每日1次。

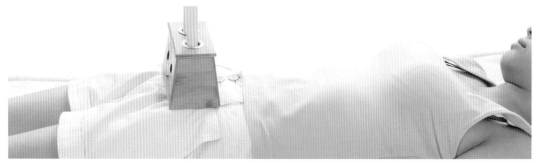

图2-150 艾灸盒灸中极穴、归来穴

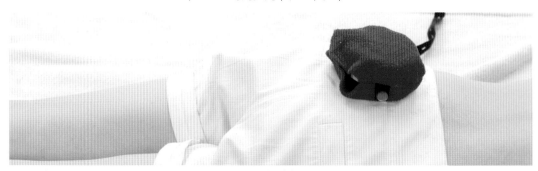

图2-151 艾灸罐灸次髎穴

治疗原理

中极穴主治生殖系统和泌尿系统疾病，对月经不调、阴痛、阴痒、痛经、带下病等妇科疾病有很好的治疗作用；次髎穴对妇科疾病，如子宫内膜炎、盆腔炎、阴道炎等治疗效果较好；归来穴主治月经不调、白带、阴道炎。

✿ 按摩疗法

拇指按揉脾反射区

脾反射区位于左手第4、5掌骨间，膈反射区与横结肠反射区之间。用拇指指腹按揉10～20次。力度以产生酸痛感为宜，按压时节奏要稍慢，以增强渗透力。此法有健脾益气的功效，脾气充足，水湿自消，白带可止，治疗阴道炎效果显著。

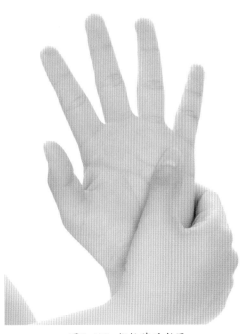

图2-152 指按脾反射区

✿ 外治法

苦参30克，蛇床子20克，雄黄10克，龙胆草15克。将药打碎后用纱布包裹，放入药罐中，加水1500毫升左右，煎煮半小时，去渣取汁，趁热先熏后洗，每次20分钟，每晚临睡前熏洗1次。新发者2～7天即可见效，病程较长者7～15天见效。治疗期间需暂停房事，忌辛辣、刺激性食物。

我患有顽固的真菌性阴道炎差不多4年了。这4年里，我陆续寻找了很多治疗方法，效果都不大，只好每个月都塞药，真是苦不堪言。从今年4月份开始，我接触到了艾灸疗法，当天就买了一套艾灸工具开始第一次艾灸。我想不管治得好、治不好，反正是死马当作活马医了。我就按您说的艾灸中极、归来、次髎等穴，一开始艾灸的时候，身体出现了各种排毒反应，甚至有整月都发病的情况，治疗期间的心酸可想而知，让我一度想要放弃。但是看到有那么多成功的例子摆在眼前，我对自己说，一定要坚持下去。到7月份的时候，我的病情终于有了转机，连续1个月都不用塞药了。您能体会那种激动、兴奋的心情吗？虽然疾病可能没有彻底根治（因为真菌性阴道炎要3个月不复发才能算根治），但现在也足以证明艾灸的治疗效果了。现在我还在艾灸一些常规穴，只是不再熏灸阴部了，因为灸完的时候有不舒服的感觉。我特别感谢您，让我感受到了艾灸疗法的神奇。

※ **单医生点评**

每次我看到这样的患者我就替他们高兴，但是我们进行一般性的艾灸治疗可以针对病灶部位的施灸，穴位的准确度并不重要，只要您知道您患的是什么疾病，病灶的位置在哪里。那么治疗疾病就很简单了，就在患处、病灶部位进行艾灸。我多年艾灸经验总结了一句话，叫"不识空穴，但求方寸"，就是你可以不知道准确的穴位，但是一定要知道患病的位置。因为你的病没有完全治愈，所以我还是建议阴道炎还应该继续艾灸阴部，直到病愈。因为艾灸治疗疾病是直接对准病灶治疗的，这种治疗的效果是非常好的。

宫颈炎

宫颈炎是育龄期女性的常见病，有急性和慢性之分，临床上以慢性宫颈炎多见。宫颈炎主要表现为白带增多，呈脓性黏液，常伴有血丝。滥用抗生素、高浓度阴道洗液、异物、细菌等致病因素对宫颈的长期慢性刺激是导致其发病的主要原因。艾灸治疗本病效果较好。

灸 法

艾灸取穴 关元穴、横骨穴、气海穴

快速定位 关元穴，位于脐下3寸处，腹中线上；横骨穴，在下腹部，当脐中下5寸，旁开1指处；气海穴，位于下腹部，前正中线上，当脐中下1.5寸处。

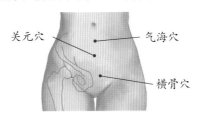

关元穴　气海穴　横骨穴

操 作

选四眼艾灸盒，把腹部三穴一起艾灸，每次30分钟，每日1次。

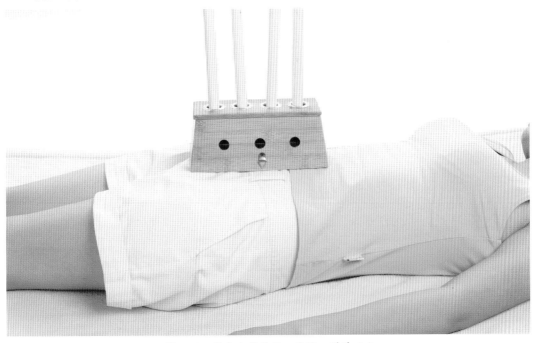

图2-153 艾灸盒灸关元、气海、横骨三穴

治疗原理

灸关元穴能补益人体元阳，增强人体正气；横骨穴属肾经，对生殖系统疾病有独特的疗效；灸气海穴能生发阳气，阳气足能驱邪外出，对妇科疾病治疗效果很好。

🌸 按摩疗法

按揉太溪穴

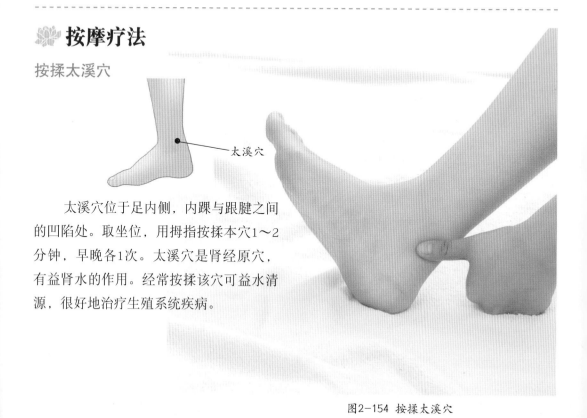

太溪穴位于足内侧，内踝与跟腱之间的凹陷处。取坐位，用拇指按揉本穴1～2分钟，早晚各1次。太溪穴是肾经原穴，有益肾水的作用。经常按揉该穴可益水清源，很好地治疗生殖系统疾病。

图2-154 按揉太溪穴

🌸 中药冲洗法

蒲公英15克，金银花10克，野菊花10克，紫花地丁10克，天葵子10克，煎30分钟，取汁外用。月经之后用一次性注射器（去针头）吸取药液，下蹲后插入阴道口，注射冲洗，每日1次。炎症消退后，再用1周即可。

> **小提示**
>
> 宫颈炎的自我预防：
>
> 1. 注意性生活卫生，适当控制性生活次数，杜绝婚外性行为和经期性交。
>
> 2. 及时有效地采取避孕措施，降低人工流产、引产的发生率，减少人为创伤和细菌感染的机会。
>
> 3. 定期妇科检查，以便及时发现宫颈炎症，及时治疗。

我患有宫颈炎多年，但是经过艾灸治疗以后，已经完全好了，而且今年已经成功怀孕了。我是听朋友介绍的艾灸疗法，因为我身体比较弱，朋友说艾灸可以扶助体内的正气。平时我的月经是正常的，但曾经在同房后发现过出血，去医院检查确诊为慢性宫颈炎。我的宫颈炎一直没有彻底的治好，拖拉了好几年，时好时坏。中医说是因为湿热带下所致，而艾灸正好比较适合治疗这类疾病。于是我就每天艾灸小腹上面的穴位，坚持了一个半月，去医院检查时医生说已经正常，而且告诉我怀孕了。我原来还有腰椎间盘突出的问题，听说怀孕以后可能会加重，所以我想等生完孩子，一定要坚持艾灸，把全身的毛病都治好。我把自己的经历写出来给正在备孕的姐妹们看看，告诉大家不要犹疑，祝福想怀孕的姐妹"好孕"。

单医生点评

艾灸的操作其实很简单，只要每天在腹部艾灸半小时到1小时，就可以治好长久困扰自己的疾病。我建议大家艾灸腹部时，用四眼或者六眼的艾灸盒，这样基本可以覆盖所有想要艾灸的腹部穴位，主要在气海、关元、横骨等穴，可以为大家节省时间。其实这位朋友在治疗宫颈炎的时候，可以加灸八髎穴和腰部。艾灸这些部位可以提升人体内的阳气，不但能治疗腰椎间盘突出，对宫颈炎也有一定的疗效。

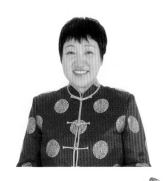

卵巢囊肿

卵巢囊肿是指卵巢内有囊性肿物的形成，可分为肿瘤性和非肿瘤性两类。肿瘤性囊肿即为卵巢肿瘤，非肿瘤性囊肿包括卵巢的功能性囊肿及子宫内膜异位囊肿。在进行艾灸前要去医院检查，排除卵巢肿瘤。卵巢囊肿在临床上多表现为小腹疼痛、不适，白带增多、色黄、异味，月经失常，常可触及小腹有可推动的肿块，一般无触痛感。艾灸治疗本病效果不错。

灸 法

艾灸取穴 曲骨穴、中极穴、三阴交穴

快速定位 曲骨穴，位于前正中线上，耻骨联合上缘的中点处；中极穴，位于下腹部，前正中线上，当脐中下5指处；三阴交穴，在内踝尖直上4指，胫骨后缘。

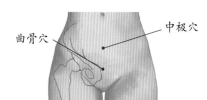
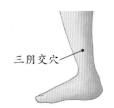

操 作

曲骨、中极两穴用双眼艾灸盒，每次灸30分钟，每日1次；三阴交穴用温和灸，每次灸30分钟以上，每日1次。

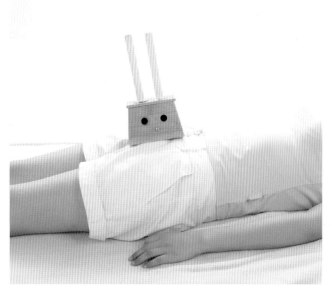

图2-155 艾灸盒灸曲骨穴、中极穴

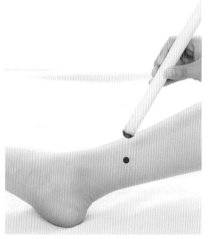

图2-156 温和灸三阴交穴

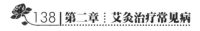

治疗原理

中极穴、曲骨穴均位于任脉上，对泌尿、生殖系统疾病有独特的治疗作用，且两穴位于下腹部，在卵巢附近，对卵巢囊肿治疗效果好；灸三阴交穴能促进任脉、督脉、冲脉的畅通，这三条经络对女性来说很重要，艾灸这些穴位对妇科疾病治疗大有帮助，对子宫和卵巢疾病的治疗有较好的效果。

🌸 按摩疗法

拇指按压足部

用拇指指腹推压两足底中央和足跟骨外侧区10～20次，力度以产生酸痛感为宜，按压时节奏要稍慢，以增强渗透力。此法能很好地治疗卵巢囊肿。

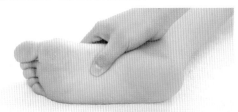

图2-157 推压足底

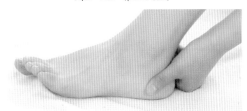

图2-158 推压足跟外侧

拇指掐压肾穴

肾穴位于第2掌骨体近心段桡侧，脾胃穴与足穴连线的中点。用拇指指尖掐压对侧手上的肾穴约2分钟，力度以产生酸痛感为宜。此法具有补益肾精的功效。适用于性功能低下、男子不育、女子不孕、月经量少、经期紊乱、经闭、痛经、卵巢囊肿等病症。

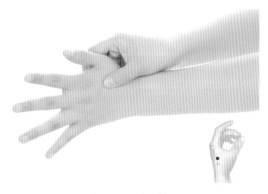

图2-159 掐压肾穴

小提示

1. 保持好心情。中医认为，卵巢囊肿发生多与七情损伤有关。因此女性在工作和生活中，要善于调节心情，别让不良情绪伤了卵巢。

2. 每天花30分钟做腹式呼吸，腹壁肌肉的舒缩对子宫、卵巢有按摩的效果。

3. 不宜久坐。上班族女性久坐加上缺乏运动，很容易导致气血循环障碍，影响盆腔健康。最好每40分钟后站起活动5～10分钟。

4. 处在月经期和产后的女性尤其要注意调养。注意保暖，避免受寒，忌食生冷刺激性食物，保持机体正气充足、气血通畅。

我今年29岁，2004年被确诊为多囊卵巢。我一直有月经不调的毛病，几个月甚至1年都不来月经，来了也是一两天就完事，而且出的是黑血。那时候年龄小，感觉不来月经挺好，没那么多麻烦事，不用买卫生巾，所以一直没当一回事，想着以后再慢慢治疗呗。于是就断断续续地吃着药，没有太重视，直到我结婚想要孩子的时候才着急。去医院做了检查，发现卵巢有许多囊肿，医生说这种情况很难怀孕。我那时已经28岁了，丈夫还是独生子，要是我生不了孩子，这日子还能过下去吗？随后我在医院治疗了几个月，但是一直没有太明显的效果，也没怀上孩子。这时我听别人说艾灸管用，干脆就死马当作活马医吧。我一直艾灸了5个月，月经从原来的不来或者几个月一来，变成四五十天一来，腰也不痛了，原来来月经也可以那么开心，于是我就开始坚持艾灸。去年12月的一天，晚上我肚子疼得厉害。第二天我去医院确诊怀孕了，医生都说像我这样的病居然这么快就怀孕是一大奇迹。我一定要向大家推荐神奇的艾灸疗法，同时还要谢谢单阿姨。

单医生点评

这位网友2004年被确诊为多囊卵巢综合征，这种情况很难怀孕，没想到她通过了5个月的艾灸调理就怀孕了，她艾灸了曲骨、中极、三阴交穴，卵巢囊肿患者还可以艾灸腰骶部以提升体内阳气。需要长期治疗的患者，我建议最好用艾灸盒和艾灸罐治疗。时间充裕的时候，可以使用艾灸盒艾灸；没有时间的时候，可以随时揣着艾灸罐来艾灸。做艾灸时，如果气温合适可以开窗，但无论是否开窗都不要怕烟大，要静下心来，最好是躺在床上或趴在床上安心治疗。

附件炎

附件炎是输卵管炎和卵巢炎的统称。由于输卵管与卵巢的解剖部位相近，所以在临床上输卵管炎、卵巢炎往往同时存在且相互影响。本病的主要症状是程度不同的腰腹痛，如小腹隐痛、下腹部坠胀疼痛及腰骶酸痛等，疼痛时轻时重，并伴有白带增多、月经失调等症状。输卵管的慢性炎症，随着病程延长可导致输卵管纤维化、增粗、阻塞，易导致不孕。

灸 法

艾灸取穴 **中极穴、关元穴、三阴交穴、气海穴**

快速定位 中极穴，有前正中线上，脐下5指处；关元穴，在前正中线上，脐下4指处；三阴交穴，在内踝尖直上4指，胫骨后缘；气海穴，在前正中线上，脐下2指处。

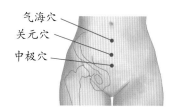
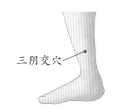

操 作

三眼艾盒灸中极、关元、气海三穴，每日1次。开始灸腹部时不少于15分钟，逐步增加到30分钟。三阴交穴用温和灸，每次灸30分钟，每日2～3次。

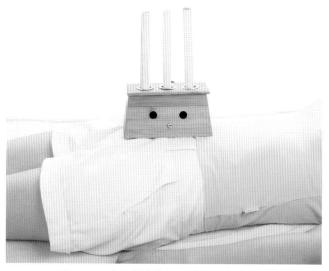

图2-160 艾灸盒灸中极、关元、气海三穴

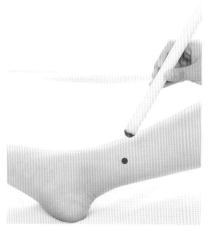

图2-161 温和灸三阴交穴

治疗原理

　　灸关元、气海两穴能生发阳气、培补元阳；中极穴对生殖系统疾病有独特的治疗作用，特别是对附件炎的治疗效果显著；三阴交穴能保养子宫和卵巢，促进任脉、督脉、冲脉的畅通，对附件相关疾病的治疗大有帮助。

🪷 按摩疗法

按压三阴交穴

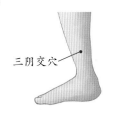

三阴交穴

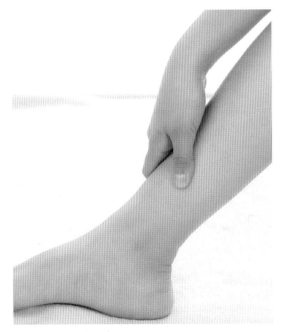

　　三阴交穴位于小腿内侧，内踝尖上3寸，胫骨内侧缘后方。用拇指或中指指尖按压该穴，每次3～5分钟，力度以产生酸痛感为宜，每日3～5次。三阴交穴属于足太阴脾经，有补肾固精的功效，适用于早泄、遗精、阳痿、阴茎痛、疝气、附件炎、月经不调、崩漏、白带异常、子宫脱垂等多种病症。

图2-162 指压三阴交穴

🪷 热敷疗法

　　选用第四代医用海盐，放于微波炉中加热，加热时可在盐袋上洒些水，再套上塑料袋用中火加热2分钟，稍烫手为好，裹上毛巾敷在患处（两侧下腹部），一般热敷时间在30分钟到1小时，有很好的治疗效果。

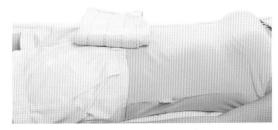

图2-163 热敷下腹部

🪷 饮食疗法

　　取薏苡仁30克，红花10克，小米适量备用。先将两味中药放入水中煎煮，去渣取汁放入小米煮粥，熟后直接服食。本方具有清热、利湿、活血的作用，适合附件炎患者服用。

　　我曾在多年以前做过人工流产，因护理不周患了慢性盆腔炎与附件炎，后来还发现盆腔里有大面积积液，经期也从来没准过。从前年开始，我的病情更加严重了，月经有时候三四个月才来一次。我打过多次黄体酮，吃过很多中、西药与补品，但都无法从根本上治愈。今年回老家过春节的时候，在电视上看到您介绍艾灸，回到家以后又在网上找了很多相关的资料，决定放弃吃药来试试艾灸。我一直有要宝宝的打算，但因为我的妇科病一直就拖着，所以我决心一定要把身体调理好。2月底的时候，我买了一些艾条与艾灸盒，试着灸了中极、关元、三阴交、气海等穴。刚刚开始的时候没什么太大的感觉，坚持1个星期左右发现自己的肚子变小了，经期只推迟了10天左右就来了，第二个月经期居然准时了，我感到特别兴奋！又坚持艾灸了两个月，再去医院做检查，医生告诉我，我的盆腔炎与附件炎都好了，盆腔内也没有积液了。我听了以后很开心，因为好多年的慢性病终于好了！我现在还在艾灸，下个月打算停止艾灸准备试孕。再次向您表示感谢！

🏵 **单医生点评**

　　谢谢你给大家分享了这么好的治愈经历，使那些想治疗盆腔炎、盆腔积液和附件炎的朋友们看到了治愈的希望、坚定了信心。刚开始艾灸的时候对热是很敏感的，我建议大家用四眼艾灸盒插2根艾条，再逐渐增加到3～4根艾条，因为人体有一个适应过程。也可以根据自己的适应程度及患病的程度，适当延长艾灸的时间。

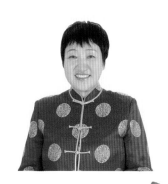

产后恶露不尽

产后恶露不尽是指孕妇分娩20天后子宫仍有余血和浊液排出。其发病主要是由气血运行失常，血瘀气滞引起。如不及时治疗，迁延日久，则可能导致局部和全身性感染，严重者可发生败血症。恶露不尽还易诱发晚期产后出血，甚至大出血休克，危及产妇的生命。艾灸治疗产后恶露不尽效果不错。

灸 法

艾灸取穴 子宫穴、关元穴、次髎穴

快速定位 子宫穴，在下腹部，当脐中下5指，旁开4指处；关元穴，位于脐下3寸处，腹中线上；次髎穴，位于髂后上棘内下方，适对第2骶后孔处。

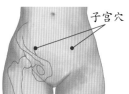 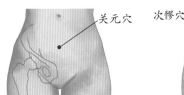 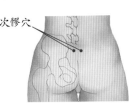

操 作

子宫、关元两穴用双眼艾灸盒灸，次髎穴用艾灸罐灸，每次每穴40分钟，每日1次。

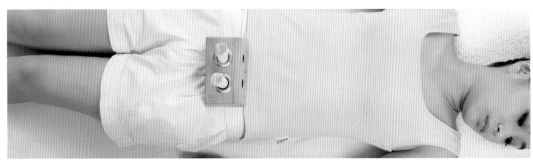

图2-164 艾灸盒灸子宫穴、关元穴

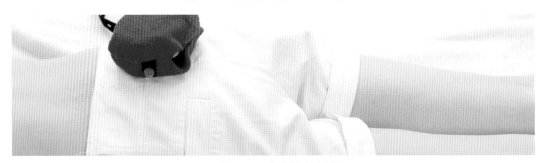

图2-165 艾灸罐灸次髎穴

治疗原理

子宫穴是治疗子宫疾病要穴，子宫相关疾病均可选此穴，子宫穴治疗恶露不尽效果较好；关元穴能培补元气，元气足能促使子宫恢复，消除恶露；次髎穴主治月经不调、痛经、带下等妇科疾患，对本病治疗效果好。

- -

🌸 药物治疗

益母草15克，红花6克，桃仁10克，急性子10克，煎服，每日1剂，7日为1个疗程。本方益气养阴的特点符合产后妇女气阴亏虚的病机，使治疗效果更加全面。

- -

🌸 饮食疗法

取个大、肉多的新鲜山楂30克，红糖30克。先清洗山楂，然后切成薄片，晾干备用；在锅中加入适量清水，加入山楂，用旺火将山楂煮至烂熟，再加入红糖稍微煮一下，出锅后即可给产妇食用，每日1～2次。山楂不仅能够帮助产妇增进食欲，促进消化，还可以散瘀血，加之红糖补血益血的功效，可以促进恶露不尽的产妇尽快化瘀，排尽恶露。

小提示

产后恶露不尽的注意事项：

1. 产后50天内绝对禁止房事。

2. 脾虚气弱的产妇，遇寒冷季节可在饮食中增加羊肉、狗肉等温补食品。

3. 卧床休息静养，避免情绪激动，保持心情舒畅。

4. 分娩后绝对卧床休息，产后恶露不尽患者要注意阴道卫生，每天用温盐水或1：5000的高锰酸钾液清洗外阴部。

5. 使用垫纸质地要柔软，要严格消毒，防止阴部发生感染。

6. 恶露减少，身体趋向恢复时，可鼓励产妇适当起床活动，有助于气血运行和胞宫余浊的排出。

7. 加强营养，饮食宜清淡，忌生冷、辛辣、油腻等不易消化的食物。

8. 保持室内空气流通，祛除秽浊之气，但同时要注意保暖，避免受寒。

病友反馈 （已做保护隐私处理）

　　我以前身体比较弱，经常出汗，去医院检查的时候发现有宫颈炎。后来接触到艾灸疗法，用您介绍的方法治疗好了宫颈炎，身体也好多了，就停止了艾灸，去年还怀孕了，我们全家都特别高兴。前一阵子宝宝终于平安诞生了，但可能因为是剖宫产的原因，一直有出血。我生完小宝宝都42天了，但是现在仍然有出血。一直断断续续地有分泌物通过阴道排出，颜色比较红，有时候量比较多。去医院做B超检查，医生说子宫恢复得不太好。我想问问单老师，有什么好的艾灸方法能让我尽早恢复？

单医生点评

　　一般正常的恶露有血腥味，但无臭味。随着子宫出血量逐渐减少，恶露的排出也会逐渐减少，20～28天后停止。剖宫产的妈妈一般比顺产妈妈恶露排出持续的时间长，这是因为手术过程中的失血较多，子宫有伤口而出血多，所以产后出血的持续时间会相对较长。你原来有体虚、体弱的毛病，除了子宫、关元、次髎等我告诉大家的艾灸穴位，也可在腰部及腰骶部艾灸以提升体内的正气。如果有恶露出现，一定要多休息，最好卧床静养，不要使自己劳累，并做好阴部的保洁。还可以配合药物治疗和食物疗法，一定会有很好的治疗效果。祝你早日恢复健康的身体。

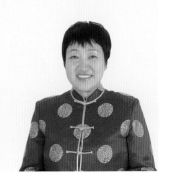

子宫脱垂

子宫脱垂又名"子宫脱出"、"阴脱"、"子宫不收"、"子肠不收"，中医把本病归为"阴挺"范畴，指女性子宫下坠，甚至脱出阴道口外，严重的患者则连同阴道壁或膀胱直肠一并膨出。子宫脱垂多因多产、难产、产时用力过度、产后过早劳动等损伤胞络及肾气，而使子宫失于维系所致。子宫脱垂是妇科常见病，老年女性比较多见。

灸 法

艾灸取穴 百会穴、维胞穴、中脘穴、子宫穴

快速定位 百会穴，在头顶正中心，两耳角直上连线中点；维胞穴，位于前正中线，脐下3寸，旁开6寸处，当髂前上棘内下方凹陷处；中脘穴，位于人体上腹部，前正中线上，当脐中上4寸处；子宫穴，位于下腹部，当脐中下4寸，旁开3寸处。

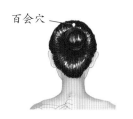
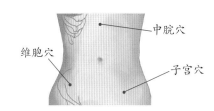

操 作

百会穴用隔姜灸，黄豆大小艾炷每次3～5壮，每日1～2次。中脘穴用单眼艾灸盒，余穴用四眼艾灸盒灸，每次灸40～60分钟，每日1次。

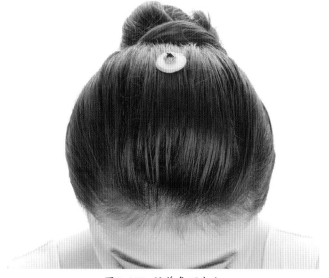

图2-166 隔姜灸百会穴

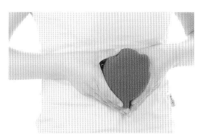

图2-167 艾灸盒灸中脘穴

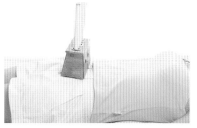

图2-168 艾灸盒灸维胞、子宫两穴

治疗原理

灸中脘穴可补中益气，提高人体元气；灸子宫穴能调经理气，对子宫脱垂有很好的治疗作用；百会穴为诸阳之会，所以灸百会穴具有升阳固脱之效；维胞穴，顾名思义，是维持胞宫的穴位，主治子宫脱垂。

按摩疗法

仰卧位，用手掌顺时针摩腹60周，重点在小腹部。再分别揉按脐下4寸的中极穴、脐下3寸的关元穴5分钟。

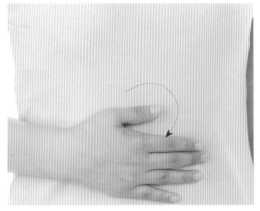

图2-169 摩 腹

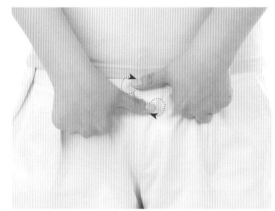

图2-170 揉按关元、中极两穴

饮食疗法

取猪大肠250克，黑芝麻100克，升麻9克备用。先将猪大肠洗净，升麻用纱布包好，同黑芝麻一起放入肠中，置砂锅内放水炖烂熟，去除升麻，加调料，分2次食用，每周2～3次。

小提示

做提肛锻炼对子宫脱垂的治疗有很大帮助。提肛即肛门一紧一松的动作，每日2次，每次10分钟左右。

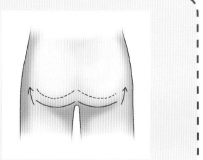

我妈妈有子宫脱垂的毛病，但是不太严重。平时在家休息没有问题，就是有时候干活，或者走路比较急的时候难受，说有掉下来的感觉，而且有时候有尿急的毛病。我外婆也有这样的毛病，所以我觉得有可能是遗传。外婆五六十岁的时候去医院将子宫摘掉了，现在已经八十多岁了，身体还是比较健康的，所以我妈妈也想进行手术治疗。但是我想如果能不做手术而运用传统的方法治疗那多好啊，毕竟手术是有很大风险的，也怕对以后的生活有影响。我本人接触艾灸疗法已经5个多月了，从艾灸疗法中受益良多，将身体调理得很好，我相信艾灸也能解决我妈妈的问题。请问您有治疗子宫脱垂的艾灸方法吗？

单医生点评

艾灸疗法有益气提升、补肾固脱的作用，所以对子宫脱垂有一定的治疗效果。但我一直告诉大家，一种方法不能适用所有的人，治疗所有的病症，所以我希望艾灸百会、维胞、中脘、子宫等穴能对你母亲所有帮助。除了有效的治疗方法外，更重要的是要注意预防子宫脱垂的发生，特别是产后的3个月，要注意充分休息，不能久蹲或担、提重物，注意大小便的通畅，及时治疗腹泻等增加腹压的疾病。治疗疾病前，要注意子宫脱垂的严重程度。如果子宫脱垂非常严重，就应该及时就医，进行手术等其他手段的治疗。

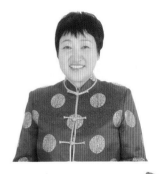

流产后身体虚弱

　　流产对身体的伤害明显，很容易造成人体的气血亏虚，可表现为腰痛、乏力、免疫力下降等症状。中医调养以补益气血为主。艾灸对流产造成的身体虚弱治疗效果良好。

灸　法

艾灸取穴　**大椎穴、命门穴、神阙穴**

快速定位　大椎穴，位于第7颈椎下方的空隙处（低头时，用手摸到颈部后方最突出的一块骨头，就是第7颈椎）；命门穴，位于腰部，当后正中线上，第2腰椎棘突下的凹陷中；神阙穴，在腹中部，脐中央。

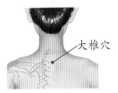 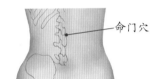 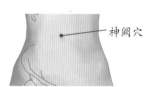

操　作

　　大椎、命门两穴用单罐艾灸罐灸，每次每穴20分钟；神阙穴用艾灸盒灸，每次30分钟。以上操作每日2次，早晚施行。

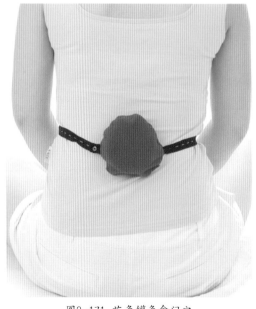 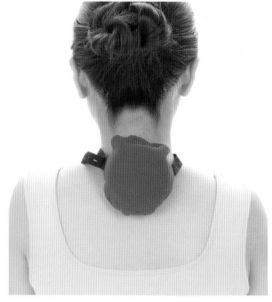

图2-171　艾灸罐灸命门穴　　　　　　　　图2-172　艾灸罐灸大椎穴

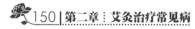

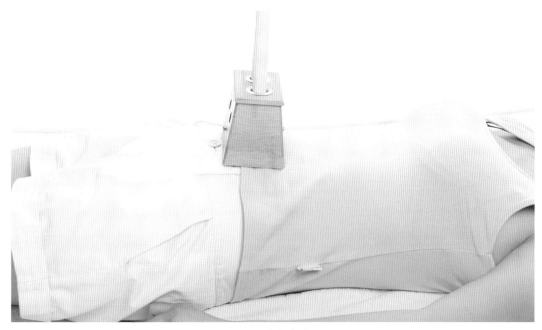
图2-173 艾灸盒灸神阙穴

治疗原理

产后身体虚弱主要是伤气、失血引起的。灸大椎穴能益气助阳，灸命门穴能补益气血，灸神阙穴能温阳救逆，三穴合用有很好的补气生血的作用。

饮食疗法

方法一：取乳鸽1只，枸杞子30克，盐少许备用。将乳鸽除去内脏杂物，洗净放入锅内加水与枸杞子共炖，熟时加盐少许。吃肉饮汤，每日2次。该汤具有益气、补血、理虚的作用，适用于流产后体虚及病后气虚、体倦乏力、表虚自汗等病症。

方法二：取鸡蛋2个，红枣10个，红糖适量备用。锅内放水煮沸后打入鸡蛋卧煮，水再沸后加入红枣及红糖，文火煮20分钟即可。该汤具有补中益气和养血作用，适用于流产后气血不足所致相关症状。

小提示

1. 做人工流产术前1周内应避免性生活，术前1日要洗澡、更衣。

2. 人工流产后需要休息2周，并要预防着凉和感冒，多吃些富有营养的食物，使身体尽快恢复正常。

3. 在人工流产后的一段时间内，注意外阴部卫生，每天用温开水清洗1～2次。

✿ 病友反馈（已做保护隐私处理）

我在怀孕将近6个月的时候自然流产了，至今刚好2个月，现在身体特别虚弱。一直在吃中药调理，我感觉各方面状况略有好转。之前几乎每天不定时会有一点儿淡粉色恶露，小腹有时会有点儿隐隐作痛。现在恶露刚刚停止了5天，但是还有些腹泻，大便不成型。最重要的是，我在月子里受凉了，受凉处是脚后跟和屁股。现在一到傍晚或者天气稍凉，受凉处就又痛又凉，身体不定处有凉彻骨的感觉，而且腰酸痰多。我想用艾灸来治疗我的病，但又不知道从哪儿开始下手，所以想问问您具体的方法。谢谢阿姨，让您费心了。

✿ 单医生点评

这位网友的症状其实可以合并治疗，综合调理一下。一般身体虚弱可以艾灸命门、神阙穴，因为艾灸命门穴能补益气血，艾灸神阙穴能温阳救逆，艾灸部位一个在后腰部、一个在肚脐部，也可以加灸中脘穴和腰骶部，这两个部位也可以顺带治疗恶露不尽和胃肠道疾病。艾灸这些穴位可以提升体内的正气，治疗体虚，相信用不了多久就不会再有寒凉的感觉了。当然，平时也要注意保暖和休息，这样才能将身体彻底调理好。

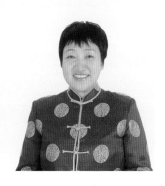

不孕症

不孕症是指以孕龄女子婚后有正常性生活1年以上，男方生殖功能正常，双方未避孕而女方不受孕为主要表现的疾病。孕龄期女性发生不孕症的概率为10%左右，可以说不孕症是一种比较常见的病症。艾灸治疗本病效果理想，加上刮痧效果会更显著。

❀ 灸 法

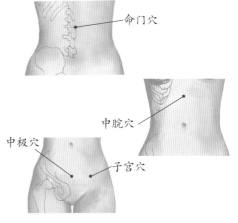
命门穴

中脘穴

中极穴

子宫穴

艾灸取穴 命门穴、中脘穴、中极穴、子宫穴

快速定位 命门穴，位于腰部，当后正中线上，第2腰椎棘突下的凹陷中；中脘穴，位于人体上腹部，前正中线上，当脐中上5指处；中极穴，在下腹部，前正中线上，当脐中下5指处；子宫穴，在下腹部，当脐中下5指，旁开4指处。

操 作

中脘穴用单眼艾灸盒灸或艾灸罐，中极、子宫两穴用双眼艾灸盒灸，命门穴用艾灸罐灸，每次每穴30分钟，每日2次。

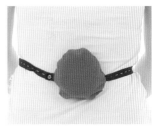

图2-175 艾灸罐灸命门穴

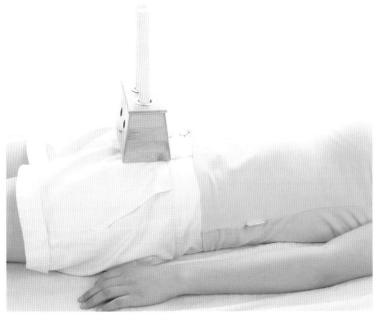

图2-174 艾灸盒灸中极、子宫两穴

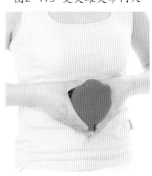

图2-176 艾灸盒灸中脘穴

治疗原理

中医认为不孕症主要是"宫寒"引起，灸中脘、中极、子宫三穴有较好的助阳暖宫的作用，为胎儿的孕育提供温暖的环境。灸命门穴能培阳固本，有很好的助孕作用。灸以上诸穴对妇科疾病的治疗也大有帮助，妇科疾病的治愈也有助于女性怀孕。

🌸 刮痧疗法

刮痧以督脉为主，从大椎穴开始，顺着督脉刮到长强穴结束。然后从大杼穴开始，沿督脉呈八字形往外刮，一直刮到白环俞为止。每次刮30分钟，每5天刮1次。

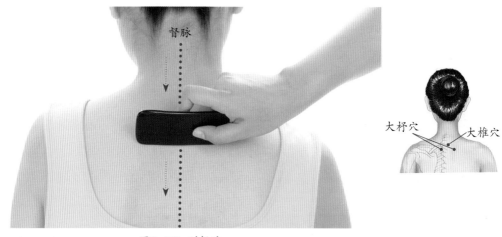

图2-177 刮督脉

*实际操作时请裸露皮肤

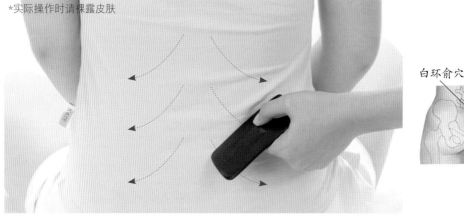

图2-178 呈八字形外刮督脉

🌸 饮食疗法

生姜、红糖各250克。将姜捣为姜泥，拌入红糖，蒸1小时，晒3日。在月经开始时调开水服用，每次1匙，每日服3次，连服1个月，服药期间忌房事。

我40岁才结婚，前年第二次自然流产后，再也没有怀孕，去医院也没有查出原因。去年10月看了您的节目，我深深地被艾灸吸引了，索性不去医院了，自己在家用艾灸调养身体。11月我开始了我的艾灸生涯，我按照您博客上写的，艾灸命门、中脘、中极、子宫等穴，其间小腹和后腰处起了很多红疹子。我暂停了艾灸，疹退以后又开始灸。后来又有反复，但我一直坚持艾灸。后来月经正常了，直到今年4月份，我看月经还没来，早上起来用早孕试纸一试，我竟然怀孕了。像我这个年纪的人能再次怀孕，很多人都不相信，这就是艾灸的神奇！我还有个问题，最近几天走路比较多，内裤里有一点点咖啡色的分泌物，肚子还有一点儿胀气，我很怕再次流产，还请单老师给我这位大龄孕妇一些指点！

单医生点评

现在的生活条件好了，很多四五十岁的人看起来还很年轻，精力很旺盛。按理说，大龄女性怀孕的希望已经很渺茫了，但是艾灸创造了这个奇迹。这位朋友说的有咖啡色分泌物，是很多孕妇都会出现的现象，曾患有宫颈糜烂和盆腔炎的女性一般都会产生这样的分泌物。如果没有伴随腹痛，少量的分泌物是没有太大问题的。但像这位朋友一样的高龄孕妇，还是要多加小心，注意休息，保持放松的心情。如果想艾灸，孕妇可以艾灸足三里、内关、涌泉穴这些穴位，这些都是人体保健穴位。但我不建议孕妇每天都艾灸，还是要以自己适应为度，循序渐进地艾灸，不要灸的太过。

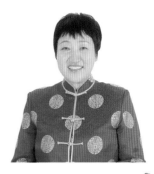

小儿咳嗽

小儿咳嗽是指由于异物、刺激性气体、呼吸道内分泌物等刺激儿童的呼吸道黏膜而引起的呼吸系统疾病。咳嗽在儿科病中尤为多见，如不及时治疗，很可能转化成肺炎，家长应学会一些简便易行的艾灸方法，对小儿咳嗽的预防和治疗大有帮助。

灸 法

艾灸取穴 肺俞穴、风门穴、尺泽穴、合谷穴

快速定位 肺俞穴，位于第3胸椎棘突下，旁开1.5寸处；风门穴，当第2胸椎棘突下，旁开1.5寸处；尺泽穴，位于肘横纹中，肱二头肌肌腱桡侧凹陷处；合谷穴，一手的拇指第1个关节横纹正对另一手的虎口边，拇指屈曲按下，指尖所指处就是合谷穴。

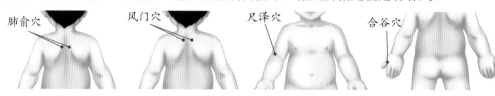

肺俞穴　　风门穴　　尺泽穴　　合谷穴

操 作

以上穴位应选择质量好的艾条温和灸，每次每穴15分钟，每日1次。可在厨房施行艾灸，同时打开吸油烟机，以防止艾烟对孩子的呼吸系统有刺激。

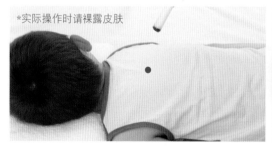

图2-179 温和灸肺俞穴

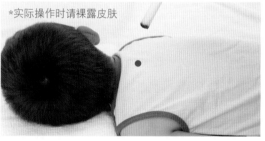

图2-180 温和灸风门穴

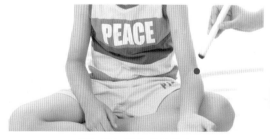

图2-181 温和灸尺泽穴

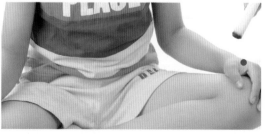

图2-182 温和灸合谷穴

治疗原理

尺泽穴是肺经上的主要穴位，能清宣肺气、泻火降逆；合谷穴属大肠经，"肺和大肠相表里"，通过灸合谷穴可治疗肺部疾病；肺俞穴，能散发肺脏之热；风门穴，主治伤风、咳嗽，是临床上最常用的驱风止咳的穴位之一。

按摩疗法

患儿俯卧，家长用小鱼际按揉患儿背部的肺俞穴5分钟。患儿呈坐位或仰卧位，家长用拇指点揉天突穴50次。按揉并弹拨患儿足三里穴、丰隆穴各1分钟。以上操作每日1～2次。

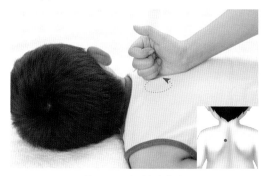
图2-183 按揉肺俞穴

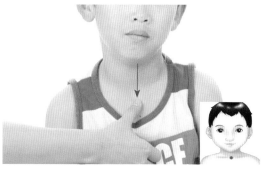
图2-184 点揉天突穴

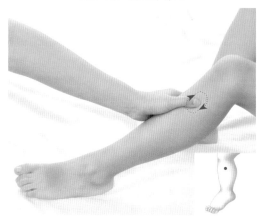
图2-185 按揉足三里穴

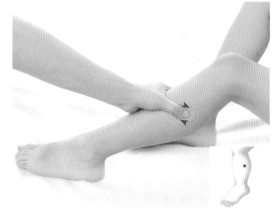
图2-186 按揉丰隆穴

小提示

饮食注意事项：

1. 禁食寒凉食物，如绿豆、螃蟹、柿子、柚子、香蕉、猕猴桃、甘蔗、西瓜等。
2. 禁食肥甘厚味的食物，即味道重的东西。
3. 禁食橘子，因为橘络虽然有止咳化痰的功效，橘肉却容易生热生痰。

🌸 病友反馈（已做保护隐私处理）

　　我的孩子从小体质就弱，经常打针吃药，稍微有些感冒就得去医院。每次都是先患感冒咳嗽，最后慢慢发展为肺炎、支气管炎。前段时间他又感冒了，咳嗽得非常厉害，但是我决定不再让他吃药了。之前我也用过艾灸，觉得艾灸还是有效果的，就开始给他艾灸。第一天艾灸后，孩子没有变化，还是严重地咳嗽，但是食欲很好，能吃很多食物。第二天，我觉得稍微有点好转了，但是半夜他还是咳不停。这个时候老公就开始埋怨我，说我把孩子当实验品，生病了不给他吃药。不过我觉得艾灸能让孩子食欲增强，还是有效果的。孩子家长都会有体会，如果孩子生病，他的病情发展速度是很快的，但是我明显能体会到孩子的咳嗽在逐渐好转。于是我又接着给他第三天的治疗。艾灸过后，他的咳嗽声渐渐减少了，半夜也不咳了，这天孩子的病情明显好转。今天是第五天，刚给孩子艾灸完，哄他睡着了。孩子6岁了，以前从来没有生病后不吃药、不上医院的时候。在这里我分享我的经历，希望所有的孩子都能健健康康的成长。

- -

🌸 单医生点评

　　艾灸治疗咳嗽是很好的方法。艾灸可以扶植人体正气，可以帮助体内不足的正气来对付病邪。可是治疗孩子的疾病，就涉及孩子艾灸的时间和配合程度的问题。我不建议给孩子艾灸时间过长，只要孩子配合得好，10~15分钟的艾灸时间足够了。艾灸时间过长，孩子很可能会上火；但是艾灸时没有感觉到热度就走马观花般地过去了，治疗效果肯定不好。艾灸的热非常重要，热则可以通络，热则可以消炎。如果感觉不到热，那么艾灸只是形式而已。孩子艾灸也要坚持，坚持艾灸才会有好的收益。

小儿伤食

小儿伤食是指儿童因喂养不当导致其消化不良，脾胃受损，是临床上以食欲下降、厌食、恶心、呕吐、精神萎靡为主要表现的消化系统疾病。

灸　法

艾灸取穴　神阙穴、中脘穴、气海穴、整个腹部

快速定位　神阙穴，在腹中部，脐中央；中脘穴，位于人体上腹部，前正中线上，当脐中上4寸处；气海穴，位于下腹部，前正中线上，当脐中下1.5寸处。

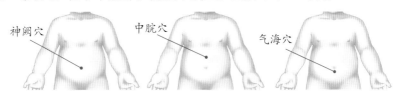

神阙穴　　　中脘穴　　　　气海穴

操　作

以上穴位用温和灸，每穴灸15分钟，每日1～2次。

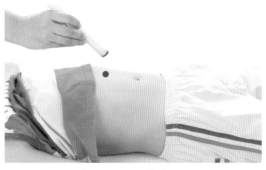

图2-188　温和灸中脘穴

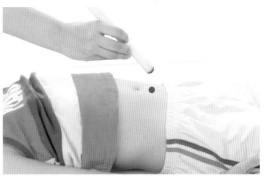

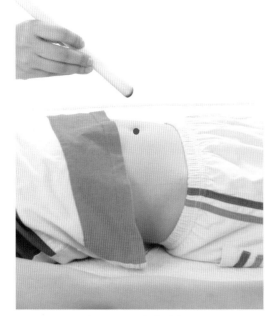

图2-187　温和灸神阙穴

图2-189　温和灸气海穴

治疗原理

　　灸神阙穴，能降浊气，促进积食排出；中脘穴，主治消化系统疾病，对伤食的治疗效果很好；气海穴，主一身之气，脾胃之气调和，则积食自消。灸以上穴位有较好的补气作用，能提升脾胃之气，使积食得到运化，机体的消化功能也随之恢复。

按摩疗法

　　小儿仰卧，手放在患儿腹部，以肚脐为中心，上至胸骨下缘，下至脐下5指处，顺时针由脐向外，再由外向脐反复揉转。一般按摩8分钟，力度以小儿感觉舒适为宜，每日1～2次。

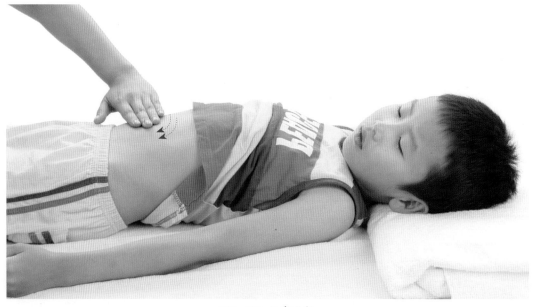

图2-190　按摩腹部

饮食疗法

　　取小米200克洗净后放入锅中加水适量，将山药100克洗净切薄片后加入锅中，煮开后以文火慢煮成稀粥，分次食用。

小提示

　　每个家庭中的父母和长辈都会对他们的孩子倾注自己全部的爱，但要提醒大家的是，在对待孩子的问题上一定要慎重，过分的溺爱不利于他们的成长。孩子就像一株小苗，过多的水、肥、阳光，也会使它枯萎。家长应当学会调理孩子的饮食，因为小孩对食量没任何概念，过食反而不利于宝宝健康成长。

应亲家之邀，我带着两岁的孩子去奶奶家玩。一到奶奶家，孩子就感受到了爷爷、奶奶浓浓的爱。桌上摆了各种各样的食品，山楂片、苹果、葡萄、西瓜、薯片、花生米、瓜子……还有饮料，可谓应有尽有。奶奶见到孙子特别高兴，不停地给孩子递各种好吃的，孩子就一直不停地吃。刚喝完饮料，又吃山楂片、西瓜、葡萄……连午饭都没怎么吃。我想大人吃多了都受不了，更何况是一个孩子。到下午的时候，宝宝吐了一次，晚饭也没吃。到夜里11点左右，宝宝又开始呕吐。宝宝呕吐得很难受，看起来十分可怜，我们也非常心疼，真是看在眼里，急在心上。单老师我想问有什么可以见效比较快的艾灸方法能帮到我吗？

🌸 单医生点评

孩子伤食可以艾灸神阙、中脘、气海、足三里等穴及腹部，见效是比较快的。其中神阙是人体最隐蔽、最关键、最要害的穴窍，是长寿大穴。足三里穴是足阳明胃经的主要穴位之一，是人体强壮保健的要穴，具有调理脾胃、补中益气、通经活络、疏风化湿、扶正祛邪的功能。平时也可以给孩子灸这两个穴位，能够提高孩子的免疫功能，增强机体的抗病能力。很多人不愿意给孩子用艾灸治疗，认为艾灸会伤害孩子，其实艾灸这种绿色疗法不会伤害孩子。相反，经常给孩子输液才是对孩子伤害最大的。

每个家长都爱孩子，但一定要有度。孩子年龄太小，不会控制自己的食欲，脾胃又比较虚弱，稍微不注意就会引起大问题。我们成年人要替孩子把握好这个度，培养孩子健康的饮食习惯，让孩子按时吃饭，控制零食的摄入。吃食物时，一定不能让孩子吃得太饱。其实无论大人还是孩子都应保持八分饱，这样才能健康、长寿。

小儿盗汗

小儿盗汗是以小儿入睡后大汗淋漓，醒后即止为特征的病症。小儿盗汗有生理性盗汗和病理性盗汗之分。生理性盗汗可见于小儿在入睡前活动过多、睡前进食，或室温过高、被褥过厚等情况；病理性盗汗往往是血钙偏低引起的，或见于小儿结核病。艾灸对本病治疗效果很好。

灸 法

艾灸取穴 大椎穴、肺俞穴、膏肓俞穴

快速定位 大椎穴，在第7颈椎下方的空隙处（低头时，用手摸到颈部后方最突出的一块骨头为第7颈椎）；肺俞穴，位于第3胸椎棘突下，旁开1.5寸处；膏肓俞穴，位于第4胸椎棘突下，旁开3寸处。

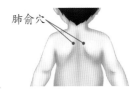
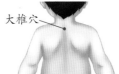
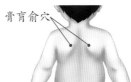

操 作

以上穴位用温和灸，每次每穴15分钟，每日1次，10日为1个疗程。

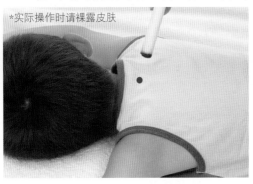

图2-191 温和灸大椎穴

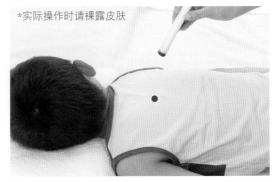

图2-192 温和灸肺俞穴

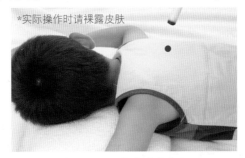

图2-193 温和灸膏肓俞穴

治疗原理

灸大椎穴有益气助阳的作用，阳气充足能阻止津液外泄；肺俞穴，主治潮热、盗汗；盗汗主要是因卫表不固引起的，灸膏肓俞穴能补虚益损、调理肺气，肺卫固，自然就不盗汗了。

按摩疗法

辅助以捏脊、揉腹和点按足三里穴，每日1～2次，效果会更好。捏脊法为徒手沿着脊椎两旁由下往上捏拿。揉腹和点按足三里穴，以宝宝感到舒服为宜，不拘方式。

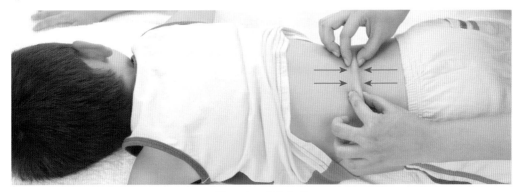

图2-194 背部捏脊

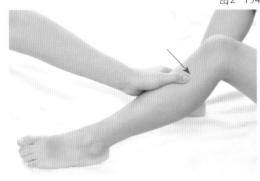

图2-195 点按足三里穴

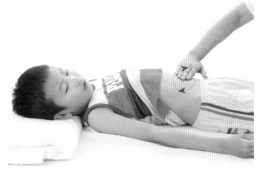

图2-196 揉 腹

中药敷贴疗法

五倍子9克，肉桂9克，将两药打成粉末，用醋调匀，敷涌泉穴，每天更换1次，对盗汗有极好的治疗作用。

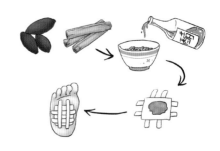

饮食疗法

取黄芪20克，粳米50克，白糖适量备用。将黄芪煎汁，用汁煮米为粥，放入白糖调味温服。本法具有补气升阳、固表止汗的作用。

🌸 病友反馈（已做保护隐私处理）

　　我的儿子4个多月大的时候患了气管炎，之后体质一直很弱，晚上睡觉时盗汗特别厉害。那时正是夏季，我几乎每个晚上除了给他喂奶，还得不停地给他擦汗。去了很医院，针药也用了不少，但孩子仍然常常出现反复感冒和咳嗽，白天稍稍活动就会出一身虚汗，中午和晚上睡觉时也经常出汗。在孩子3岁的时候，我了解到用艾灸的方法可以治疗白天出汗及晚上盗汗，就按照书中介绍的方法给孩子进行治疗。刚开始艾灸的时候，我担心孩子年龄小，不愿意配合艾灸，于是一边艾灸一边让他看动画片，这样他就会很安静地配合艾灸。现在儿子已经4岁多了，虽然晚上偶尔还会有盗汗的情况，但是明显没有以前出汗那么严重了。孩子体质很弱，经常感冒，每次吃药打针后孩子就不愿意吃饭。这几年明显感觉孩子营养跟不上，身高也比同龄的孩子矮一些，身体也瘦一些，别人看见孩子总问他是不是才3岁。我听了以后也很着急，只有疾病彻底好转了，儿子才能和其他小孩子一样健健康康的。所以我现在最希望他的病能快些好转。

🌸 单医生点评

　　孩子出生不久的时候就患了疾病，到现在疾病已经存在很久了，治疗起来一定会费时费力。但作为家长不能急于求成，如果孩子配合并坚持治疗，效果应该是不错的。孩子出汗多是因为肺气虚弱、卫阳不固、津液外泄所致，故常伴有神疲、乏力、气短、畏寒等阳气虚损的症状。一定要坚持给孩子艾灸，还要适当配合其他方法，如疏通经络的按摩法、常带孩子外出散步，这些辅助治疗都很重要。有了系统的方法，孩子体内才能储存足够的卫阳，元气才会逐渐恢复。孩子还小，经过治疗还会有更好的改善，家长要有信心。

小儿遗尿

小儿遗尿是指3岁以上的小孩在睡梦中不自觉地排尿。本病多因肾气不足、膀胱寒冷、下元虚寒或病后体质虚弱，脾肺气虚或不良睡眠习惯所致。在治疗上主要以益肾助阳、温通下焦（泌尿生殖系统）为主。艾灸能很好地调治本病。

灸 法

艾灸取穴 关元穴、肾俞穴、外关穴、三阴交穴

快速定位 关元穴，在腹中线上，位于脐下3寸处；肾俞穴，位于第2腰椎棘突下，旁开1.5寸处；外关穴，位于前臂背侧，手背横皱纹上2寸处，与内关穴相对；三阴交穴，在内踝尖直上3寸，胫骨后缘。

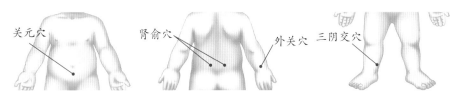

操 作

以上穴位用温和灸，每次每穴15分钟，每日1～2次，睡前灸效果更好。

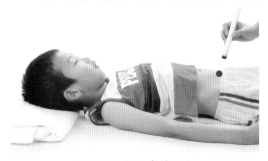

图2-197 温和灸关元穴

*实际操作时请裸露皮肤

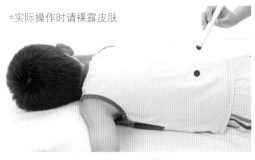

图2-199 温和灸肾俞穴

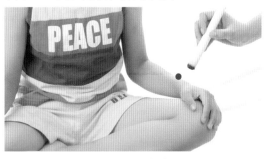

图2-198 温和灸外关穴

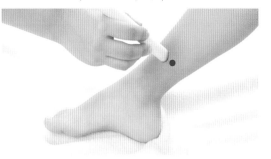

图2-200 温和灸三阴交穴

治疗原理

本病主要是肾元亏虚所致的膀胱开合功能异常引起的。灸关元穴能培补元气、益肾气调肾水；灸肾俞穴能益肾助阳，强腰利水；灸外关穴能联络气血，补阳益气，对小儿遗尿有特效；三阴交穴对泌尿、生殖系统疾病有很好的疗效，主治小便不利、遗尿等。

🪷 按摩疗法

患儿仰卧，用掌心按摩中脘穴5分钟；拇指按揉三阴交穴2分钟，力度以小儿耐受为宜。每天按摩2次，睡前可加按1次。

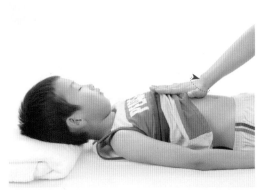
图2-201 按摩中脘穴

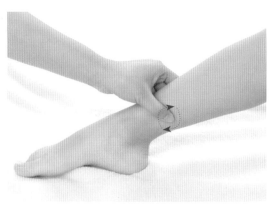
图2-202 按揉三阴交穴

🪷 宝宝行为训练法

排尿中断训练：鼓励孩子在每次排尿期间中断排尿，自己从1数到10，然后再把尿排尽，这样能训练并提高膀胱括约肌控制排尿的能力。

定时训练：在以往经常尿床的时间提前半小时将小孩叫醒，让其在室内走动，或者用冷水洗脸，使其在神志清醒状态下把尿排尽，有助于建立条件反射。

家长要及时发现孩子尿床，督促孩子自己排空残余尿、擦干局部皮肤、及时更换内裤。不要责备孩子，否则会让孩子产生自卑感，更容易遗尿。

争取晚上少喝水，特别是睡前1小时尽量不喝水。

小提示

仰面平卧体位容易引起遗尿，用布条于小儿腰背后扎一大结以使其仰卧时不适而转为侧卧，从而减少遗尿的产生。

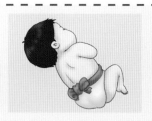

我儿子现在3岁多，最近一个月每天晚上睡觉都尿床，尿的不多，早上看内裤有一块是湿的。我听说可以用艾灸治疗，就想试一试，但怕他孩子上火，所以一直没有动手。单老师能告诉我怎么办吗？

🌸 **单医生点评**

发现孩子遗尿，首先应该查明原因，然后对症治疗。如果怕小儿艾灸后上火，可以艾灸两天，然后停一天再进行艾灸，这样不仅可以巩固疗效，还不会引起孩子上火。

🌸 **病友反馈**（已做保护隐私处理）

我有个4岁的小孩，晚上经常尿床，平时的尿液偏黄色，有点味道。前些日子天气突然转凉，孩子的手和嘴马上变成了紫色，正好有朋友懂点艾灸，她回家拿了艾灸条帮孩子艾灸了会儿，孩子的手和嘴的颜色慢慢恢复正常了。多亏了艾灸，不然孩子肯定又会生病了，让我非常欣慰，也喜欢上了艾灸疗法。现在我想给孩子治疗经常尿床的毛病，单老师有什么好的方法吗？

🌸 **单医生点评**

小儿遗尿的主要治疗原则是培元补肾。手脚发冷、嘴唇发绀都是阳气缺乏的现象，提高孩子阳气、补肾气可以灸中脘、神阙、关元、足三里、命门、大椎等穴，艾灸这些穴位也可以治疗小儿遗尿。用艾灸治疗仅仅是一个方面，关键还要训练孩子养成良好的习惯。

小儿肠胃不好

小儿肠胃不好是小儿消化及排便状况不佳的统称，主要表现为挑食、厌食、消瘦、大便稀溏等。小儿肠胃不好会影响营养物质的吸收，小儿生长发育会变得迟缓。艾灸能很好地改善胃肠功能。

灸 法

艾灸取穴 身柱穴、天枢穴

快速定位 身柱穴，在背部正中线上，第3胸椎棘突下的凹陷中；天枢穴，在脐中旁开2寸处。

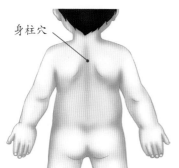
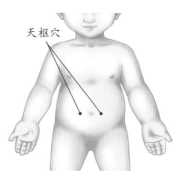

操 作

以上穴位用温和灸，每次每穴15分钟，每日1次。

*实际操作时请裸露皮肤

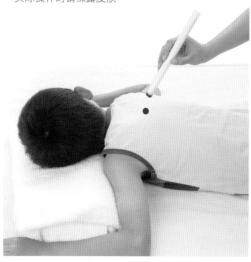
图2-203 温和灸身柱穴

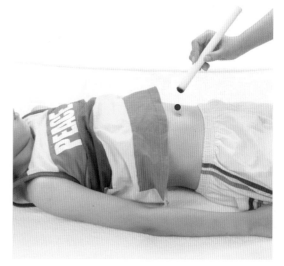
图2-204 温和灸天枢穴

治疗原理

小儿肠胃不好多为虚证。灸身柱穴能补气助阳，对儿童消化不良有较好的疗效；天枢穴属足阳明胃经，有疏通肠腑、理气行滞的功效，主要治疗肠胃疾病。

🪷 捏脊疗法

徒手沿着脊椎两旁由下往上捏拿，力度以孩子能耐受为宜，每次捏5分钟，每日3次。捏脊有通经活血、调和五脏六腑的作用，对小儿肠胃不好的治疗效果尤为明显。

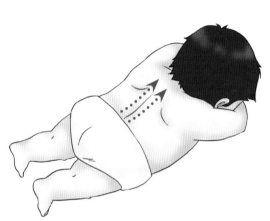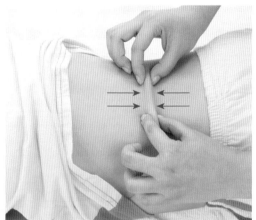

图2-205 捏脊

🪷 刮痧疗法

刮肚脐两侧的天枢穴、大横穴；刮下肢的足三里穴至上巨虚穴。每次刮15分钟，力度以小儿能耐受为宜，不强求出痧，每3天刮1次。

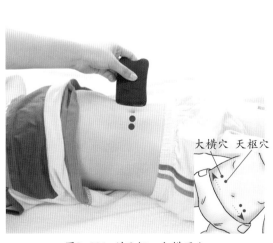

图2-206 刮天枢、大横两穴

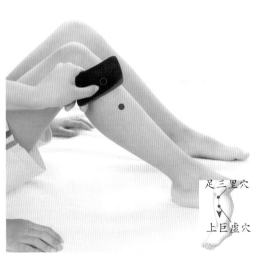

图2-207 刮足三里、上巨虚两穴

🌸 病友反馈 （已做保护隐私处理）

　　我儿子在1岁多的时候出现了腹泻的症状，1个多月都没有好。喂他吃了汤药后有些好转了，但是没好彻底，偶尔还会腹泻，而且吃汤药之后不愿意吃饭了。我当时特别担心，这么小的孩子，如果不愿意吃饭，肯定会发育不良。后来看了网上关于艾灸的文章，说用金艾条给宝宝艾灸神阙穴会有很好的效果，我就坚持每天给孩子艾灸1~2次，每次10分钟。一段时间后，孩子的腹泻还真好了，也比以前愿意吃饭了，身体状态特别好。现在孩子3岁了，前几天又开始不愿意吃饭了，我考虑还是给孩子用艾灸的方法来调整。我看书中写肠胃不好的孩子可以灸身柱、天枢穴，但是现在孩子大了，特别淘气，每次艾灸的时候都不老老实实地坐着，灸一会儿就跑去玩了。有时刚开始艾灸他就不耐烦了，用好多种方法哄他也不能配合艾灸。真希望孩子能乖乖地让我给他艾灸，这样他才能好好地吃饭，长得壮壮的。

🌸 单医生点评

　　孩子肠胃不好会出现食欲不振、偏食，甚至厌食，会导致身体发育达不到正常水平，智力发育也会受到影响。孩子吃不好饭，营养吸收不好，免疫力也会下降。用艾灸改善孩子肠胃不好，还可以艾灸孩子的大椎、身柱、神阙、足三里穴。每穴艾灸10~15分钟即可，热度循序渐进，以孩子适应为度。给特别小的孩子艾灸，一定要等到孩子睡着后操作。灸的时候，家长可以把自己的手指放在给孩子施灸的部位，感觉一下艾灸的热度。如果怕烫着孩子，最好在孩子的腹部盖上一个纱布，然后再艾灸，这样宝宝会感觉很舒服。给小孩子艾灸不要进行太长时间，而且艾灸之前要让孩子多喝些水。还要经常带孩子出去散散步，让孩子多做运动。其实有很多治疗方法都可以给孩子用，关键是效果要好、操作要简单。

小儿发热

小儿发热是婴幼儿十分常见的一种病症，多数由感冒引起。小儿发热要引起家长足够的重视，因小儿在高热的情况下容易发生惊厥、抽搐，伤及神经系统，甚至会损伤脑细胞，严重影响小儿的智力发育。掌握一些简单有效的方法控制发热是家长的必修课，艾灸就是不错的方法。

灸 法

艾灸取穴 **大椎穴、身柱穴、肺俞穴**

快速定位 大椎穴，位于第7颈椎下方的空隙处（低头时，用手摸到脖子后方最突出的一块骨头，就是第7颈椎）；身柱穴，在背部正中线上，第3胸椎棘突下的凹陷中；肺俞穴，位于第3胸椎棘突下，旁开1.5寸处。

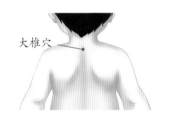
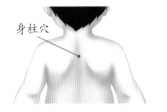
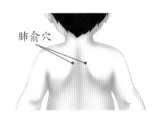

操 作

以上穴位用温和灸，每次每穴15分钟，每日1次。

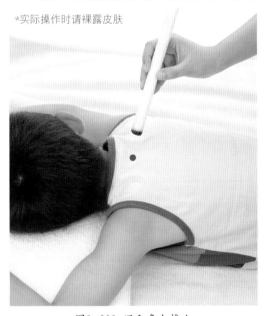

*实际操作时请裸露皮肤

图2-208 温和灸大椎穴

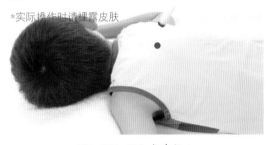

*实际操作时请裸露皮肤

图2-209 温和灸身柱穴

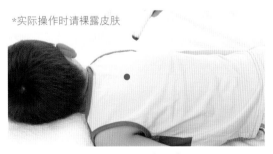

*实际操作时请裸露皮肤

图2-210 温和灸肺俞穴

治疗原理

大椎穴、身柱穴都是督脉上的穴位，督脉主一身之阳，可以辅助机体提升元气，抵抗外邪入侵；肺俞穴主治呼吸系统疾病，小儿发热多为呼吸道感染所致，呼吸道感染治好了，热自然也就退了。

🪷 吮痧法或搓痧法

太小的宝宝适合吮痧，吮痧就是用嘴吸皮肤让其出痧，可以在大椎、身柱、肺俞这些穴位给宝宝吮痧，最好能够看到痧痕，这是一种泻火退热的治疗方式。

如果吮痧的效果也不理想，最好使用搓痧治疗。四指并拢，从大椎穴开始从上到下搓。最好手上抹一点麻油，轻轻地从大椎穴向下搓到命门穴。

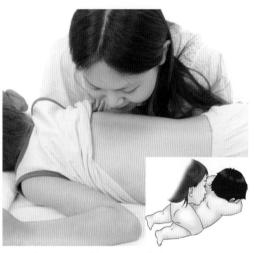

图2-211 吮痧法

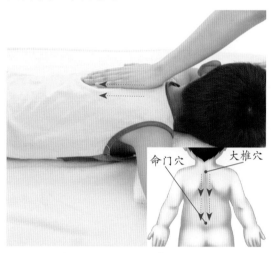

命门穴　大椎穴

图2-212 搓痧法

🪷 物理降温法

物理降温作用迅速、安全，特别适用于高热：

1. 冷湿敷法：用温水浸湿毛巾或纱布敷于宝宝前额、后颈部、双侧腹股沟、双侧腋下及膝关节后面，每3～5分钟换1次毛巾。注意对39℃以上高热的宝宝来说，水温不宜过凉，明显低于体温即可。

2. 酒精擦浴：用30%～50%酒精重点擦抹上述冷湿敷部位及四肢皮肤，有很好的退热作用。

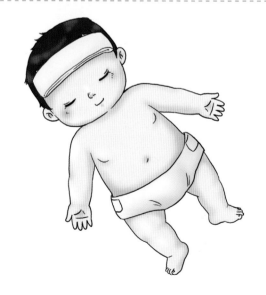

　　我在上班的时候接到了妈妈的电话，说我女儿已经发热到39℃了。孩子两个星期前刚刚因为支原体阳性发热吃过药，这次又发热了。我知道过多服用抗生素的危害，所以这次我不想让孩子吃药。多亏这段时间我一直在关注养生，尤其关注艾灸，所以这次我没有带她去医院，而是想用传统的艾灸疗法把发热控制住。我看过很多关于艾灸的视频讲座，还浏览了多本艾灸方面的书籍，近3个月我也一直在艾灸，感觉艾灸效果还不错，所以决定给孩子试试艾灸。开始我灸了孩子的肺俞穴和大椎穴，同时给孩子用38℃左右的姜水洗脚，又给孩子喝了热红糖姜水。大概20分钟后，孩子开始出汗，我赶快让她躺到被窝里。几个小时过后，孩子体温降到了38.4℃。我又试着艾灸孩子的身柱穴，过了一会儿，孩子又出了很多汗。看孩子出了这么多汗，我就停止了艾灸，让孩子静静地躺在床上收汗。这样一个过程之后，我看孩子明显精神了，脸也不红了。吃晚饭的时候，孩子已经想吃了，不仅喝了一大碗粥，还说想喝果汁。看到孩子有了精神，我的心里别提多高兴了。是不是艾灸起了作用呢？

🌸 **单医生点评**

　　是否可以用艾灸缓解孩子发热，在中医界有很多争议。我认为，在寒冷的冬季，多数孩子或大人的感冒都是风寒感冒，风寒感冒时使用艾灸方法治疗应该是最好的。发热是身体抵御寒邪、努力使寒邪外散的正常抗病反应，汗出则热退。用艾灸来退热是一个以热引热的过程，就是用艾灸扶植体内的元气努力与病邪抗争的过程；再配合饮用红糖姜水、姜水泡脚的方法来抵御病邪，这也是反抗疾病的过程；之后又加灸身柱穴，使孩子出更多的汗，这是给病邪一个出路，这样做非常好！用自体的正气来战胜病邪，这样的治疗思路才是正确的。在此要强调的是出汗问题，如果是4岁以下的宝宝，要注意观察出汗，防止因汗出过多而虚脱。一定要多给宝宝补充水、糖、盐、维生素等人体所需的营养物质。

我们都知道健康很重要，我们也知道生病了要去看病、吃药，但您是不是经常会遇到这样的情形，："总是身体不舒服却不清楚怎么回事儿，到医院去看病却查不出什么。"其实答案很简单，这是因为您的身体处于亚健康状态了。亚健康问题不解决，迟早会转变成疾病，进而影响工作和生活。

身体："亚健康？了也不用担心，艾灸通过火力把艾草的药力打入经络，调整人体阴阳使之恢复平衡状态，这样就可以迅速把："亚健康：赶出我们的身体。

第三章

艾灸赶走
亚健康

头 痛

头痛是临床上常见的症状之一，通常是指局限于头颅上半部，包括眉弓、耳轮上缘和枕外隆突连线以上部位的疼痛，或者定位不清楚，感觉整个头都痛。我们这里讲的头痛，主要指的是排除了器质性病变的头痛。

灸 法

艾灸取穴 四神聪穴、太冲穴、血海穴、足三里穴

快速定位 四神聪穴，在百会穴前、后、左、右各开1寸处，共4穴；太冲穴，位于足背侧，第1、2跖骨结合部之前的凹陷处；血海穴，在大腿内侧，髌底内侧端上2寸，当股四头肌内侧头隆起处；足三里穴，位于外膝眼下4横指，胫骨偏外侧1横指。

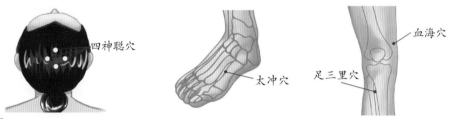

操 作

四神聪穴用隔姜灸，米粒大小艾炷每次3～5壮；余穴用温和灸，每次每穴30分钟。以上操作每日1次。

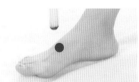

图3-2 温和灸太冲穴

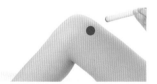

图3-3 温和灸血海穴

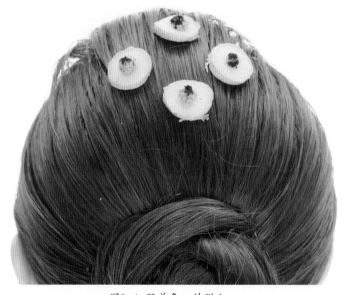

图3-1 隔姜灸四神聪穴

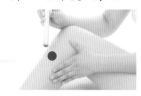

图3-4 温和灸足三里穴

治疗原理

　　四神聪穴主治神经性头痛、眩晕等头部疾患；太冲穴主治头痛、眩晕、目赤肿痛等头面五官疾患；血海穴，顾名思义，是藏血的地方，主治因血虚造成的头痛；灸足三里穴能促进脑细胞机能的恢复，其治疗范围很广，既能治病又能保健。

按摩疗法

拇指按揉合谷穴

　　按揉合谷穴，每次3分钟，每日3次，长期坚持，有很好的治疗头痛的作用。

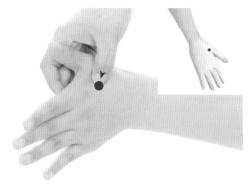

图3-5　按揉合谷穴

按揉脊椎两侧

　　按揉颈部背后的脊椎两侧，用示指、中指同时施压。

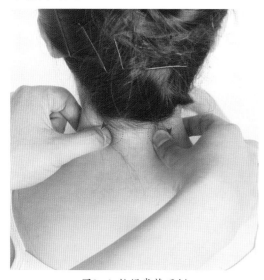

图3-6　按揉脊椎两侧

指压内关穴

　　用拇指指腹按压内关穴，力度适中，每次3～5分钟，以感到酸胀为度，每日2次。此法可以改善因心理压力过大引起的心动过速、心律不齐、胸闷、眩晕、失眠、偏头痛等症状。

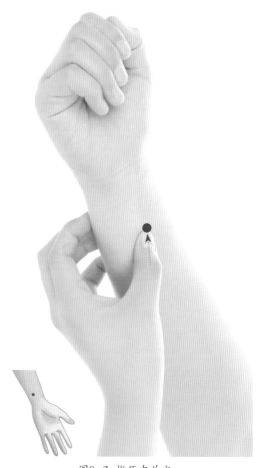

图3-7　指压内关穴

🏵 病友反馈（已做保护隐私处理）

　　我头痛有三四年了。刚开始发现头痛的时候，痛一会儿自己就好了，但后来每次头痛的时间都在延长。我的年纪不大，去医院做检查也没有检查出头部疾病。后来慢慢发现，每次头痛之后就会出现类似感冒的症状，吃过感冒药后头慢慢就不痛了。渐渐地感冒药也控制不了头痛了，要连续吃好几天才能止住头痛。我觉得这样下去，头痛只有更加严重。我妹妹一直是单老师的忠实"粉丝"，她看到老师的博客里有讲艾灸治疗头疼的内容，就让我尝试艾灸。我是这样艾灸的：我把3个艾灸罐放在三罐艾灸布袋里后拴在头上，然后待灸条燃完又装进新的艾条柱，连续艾灸5次。第二天我就觉得头痛症状减轻了。我很高兴，对艾灸也越来越有信心了。如果想彻底消除头痛，还需要怎样做呢？

🏵 单医生点评

　　这位患者把艾灸罐绑在头上给自己治疗头痛，这个方法很好。我头痛时也经常使用这样的方法，效果很好。出现类似感冒症状时的头痛，是因寒邪入侵导致头部血管收缩、血流缓慢，于是头痛就会产生。艾灸可以加速气血流动，促进血液循环，扩张血管，调整脏腑功能，调整机体阴阳平衡，使寒邪性头痛患者的组织、器官及脑部达到健康状态，从而治愈寒邪性头痛。选择用艾灸驱赶寒邪，方法是正确的。治疗头痛还可以选择艾灸大椎、风池、风府穴，这些穴位也有治疗头痛的作用。疾病的发生发展是一个长期的过程，如果彻底减轻头痛，也需要长时间治疗过程。

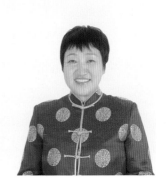

空调病

空调病多见于长时间在空调环境下工作、学习的人。空调病可表现为鼻塞、头昏、打喷嚏、耳鸣、乏力、记忆力减退、皮肤紧绷发干、易过敏等症状。这类现象在现代医学上被称之为"空调综合征"或"空调病"。艾灸对空调病的治疗效果很好。

灸　法

艾灸取穴　关元穴、中脘穴、大椎穴、涌泉穴

快速定位　关元穴，位于脐下3寸处，腹中线上；中脘穴，位于人体上腹部，前正中线上，当脐中上4寸处；大椎穴，位于第7颈椎下方的空隙处（低头时，用手摸到颈部后方最突出的一块骨头，就是第7颈椎）；涌泉穴，位于足前部凹陷处，第2、3趾趾缝纹头端与足跟连线的前1/3处。

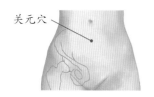
关元穴

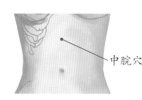
中脘穴

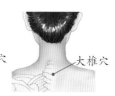
大椎穴

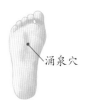
涌泉穴

操　作

关元、中脘、涌泉三穴用艾灸罐灸，每次每穴30分钟，每周1～2次。大椎穴用隔姜灸，每次3～5壮，每周3～5次。

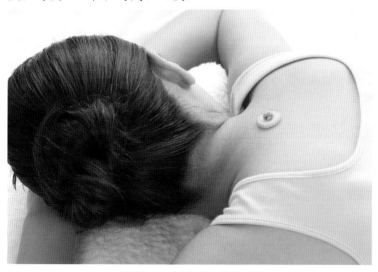

图3-8　隔姜灸大椎穴

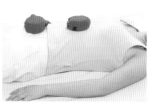

图3-9
艾灸罐灸关元、中脘两穴

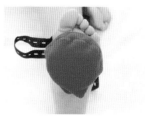

图3-10　艾灸罐灸涌泉穴

治疗原理

空调病是寒气太重造成阳虚引起的，所以先要从扶阳做起。关元穴能固阳，是重点灸的穴位；俗话说"寒从足下生"，灸涌泉穴可以驱除下肢的寒气，调理脾胃；灸中脘穴可以和胃健脾，治疗因长期使用空调导致的胃痛、消化不良的不适症状；灸大椎穴可以驱除颈部的寒气，预防颈椎病。

- -

🌸 按摩疗法

按揉百会、太阳、风池三穴，每穴做2分钟；按揉腹部的关元穴3分钟。以上操作每日1次。

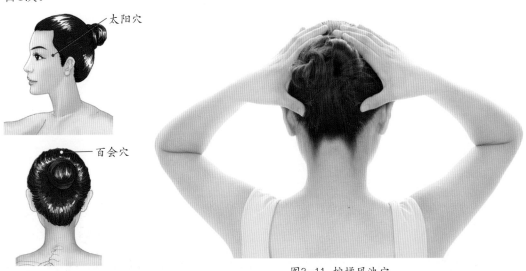

太阳穴

百会穴

图3-11 按揉风池穴

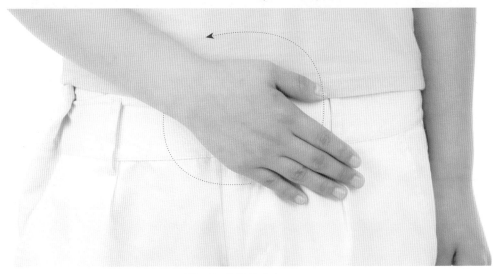

图3-12 按揉关元穴

因为工作的原因，我老公必须长期待在大功率空调房里工作。春夏秋冬均是这样。近两年，我发现他的身体健康受到影响了，经常有出汗、怕冷、手脚冰凉、易感冒的现象；平时生活中不能吃寒凉的食物，吃了身体就感觉不舒服，而且经常感觉牙齿凉。我平时关注养生，就带老公去养生馆刮痧。后来我了解到艾灸也可以保养身体，可以使身体变暖和，这种方法更适合调整老公的身体，于是就学着给老公艾灸。我选择的穴位都是单老师说的保健穴，足三里、百会、大椎、神阙、命门穴，每个穴位艾灸10~20分钟。一段时间后，老公不再像以前那样喊冷了，回到家后手脚冰冷的现象也减轻了。艾灸真的很神奇呀！老公经常在空调房里工作，除了坚持艾灸选择的这些穴位，还应该灸哪些穴位可以增强保健作用呢？

单医生点评

这是非常典型的"空调病"。这位朋友的寒气入体时间过久，根深蒂固，不容易清除。治疗这样根深蒂固的疾病，用刮痧也好，艾灸也好，都要坚持下去才能见效。空调病是寒气重造成的阳虚，所以先要从扶阳做起。除了这位朋友选择的穴位，还可以加灸关元、中脘、气海、涌泉。艾灸涌泉、足三里，可以驱除下肢的寒气，并且可以调理脾胃；艾灸关元、中脘可以和胃健脾，解决食冷胃痛、消化不良的问题；艾灸大椎可以驱除颈部的寒气，预防颈椎病。艾灸只是一种驱寒的方法，关键还在于防止寒气入侵。我们平时生活中要尽量减少在寒冷屋内逗留的时间，或者在空调房内时多加一件衣服保暖。

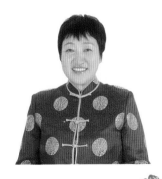

食欲不振

食欲不振是指进食的欲望降低，进食过少或不食的症状。食欲不振可导致人体营养不良、体质下降、抗病能力下降。食欲不振的原因很多，例如睡眠不足、劳累疲倦、情绪不佳等。艾灸对增强食欲有很大的帮助。

灸 法

艾灸取穴 章门穴、梁门穴、中脘穴、胃俞穴、脾俞穴

快速定位 章门穴，位于人体的侧腹部，腋中线上，当第11肋游离端的下方；梁门穴，位于脐上4寸，前正中线旁开2寸处；中脘穴，位于人体上腹部，前正中线上，当脐上4寸处；胃俞穴，位于第12胸椎棘突下，旁开1.5寸处；脾俞穴，位于第11胸椎棘突下，旁开1.5寸处。

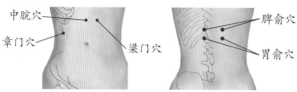

操 作

中脘穴用单眼艾灸盒灸，余穴用艾灸罐灸，以局部感到温热感为度，每次每穴灸10～15分钟。以上操作每日1次，10日为1个疗程。

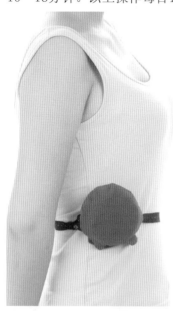

图3-13 艾灸罐灸章门穴

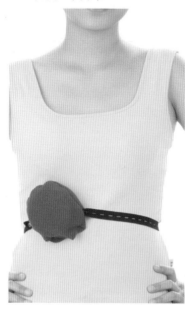

图3-14 艾灸罐灸梁门穴

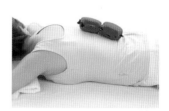

图3-15
艾灸罐灸脾俞穴、胃俞穴

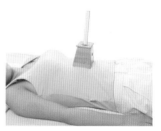

图3-16 艾灸盒灸中脘穴

治疗原理

　　灸章门穴能疏肝健脾、理气散结，主治消化不良、食欲减退等消化系统病症；灸梁门穴主治胃痛、呕吐等胃部疾患；灸中脘穴主治胃脘痛、纳呆、饮食不化等消化系统疾病，对食欲不振亦有很好的治疗作用；灸胃俞穴能外散胃腑之热，主治胃脘痛、呕吐、腹胀、肠鸣等疾病；灸脾俞穴主治腹胀、腹泻、呕吐、痢疾、便血等脾胃病症；灸以上穴位可以调理脾胃，脾胃之气调和则疾病自消。

按摩疗法

　　一手掌心与另一手手背重叠，将掌心紧贴上腹部，适当用力做顺时针方向的环形摩动3～5分钟，以上腹部有温热感为宜。每日1～2次。

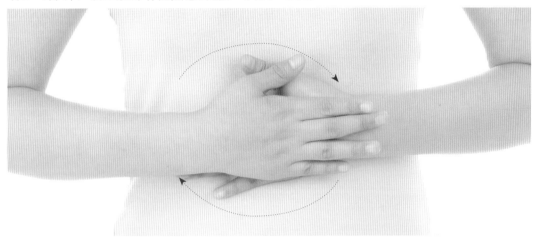

图3-17　上腹部按摩

　　左手拇指沿着右手拇指外侧边缘向指根方向直推100次（方向一定不能错）。

　　将一手的拇指指尖，按于另一手的合谷穴上，由轻渐重地掐压1～2分钟，两手交替进行。

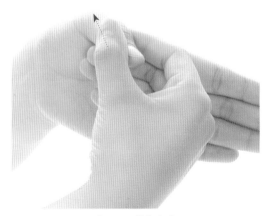

图3-18　推按指根

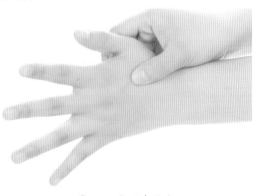

图3-19　指压合谷穴

🌸 病友反馈（已做保护隐私处理）

我是一名32岁的已婚男青年。可能是我长期从事商业活动、运动量较少的原因，我感觉自己的脾胃功能较差、食欲不振、精力不足，有时会有胃疼或胃胀，而且伴有多梦、多汗的症状。自从看了单老师的视频《艾灸治疗好处多》之后，我对艾灸的神奇疗效颇感兴趣，并且买了一盒艾条灸中脘、关元、足三里这3个穴位。刚开始艾灸就有了不错的效果，我的饭量大了，精神也变得不错。我在网上给单老师留过言，老师告诉我灸合谷、复溜穴可以治疗多汗，于是我又加灸了这两个穴位。但是近1个月里，由于做生意应酬多，经常通宵熬夜，就没有大量的时间艾灸了。随后食欲又变得不好，再灸中脘、关元、足三里这三个穴位，效果也不明显了。这是为什么呢？

- -

🌸 单医生点评

在治疗疾病的过程中，难免会有反复的过程。没有持续治疗，在治疗期间突然停止艾灸，就会影响艾灸的效果。何况这位朋友还是一位商人，应酬不断，烟酒不离手，治疗效果肯定会大打折扣。治疗疾病，一要坚持每天治疗；二要配合饮食，不能因为身体有了改善而管不住自己的嘴，尤其是胃肠道疾病，特别容易反复。患肠胃病常是因为身体抵抗力不足，所以扶正治疗非常关键。灸这些穴位是有效的，还可以加灸神阙、命门、大椎穴来提高正气，增强身体免疫力。身体的正气和免疫力提高了，一些疾病就会相应慢慢减少。治疗疾病是个长期坚持的过程，而且这次艾灸的时间可能要比上一个疗程更多。艾灸是一个慢功夫，只要坚持使用，同时保持一个良好的心态，就一定会有效果。

神经衰弱

神经衰弱是以心中烦恼、精神萎靡为主要表现的神经性症状，并非由神经系统病理改变引起。神经衰弱是由于大脑神经活动长期处于紧张状态，导致大脑兴奋与抑制功能失调而产生的一组以精神易兴奋、脑力易疲劳、情绪不稳定等症状为特点的神经功能性障碍。艾灸治疗本病效果很好。

✿ 灸 法

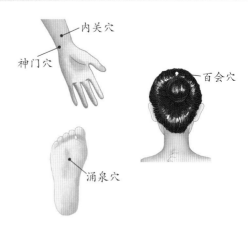

艾灸取穴 **内关穴、神门穴、百会穴、涌泉穴**

快速定位 内关穴，位于手掌侧腕横纹正中，直上2寸，两筋间；神门穴，在腕横纹尺侧端，腕屈肌腱的桡侧凹陷处；百会穴，在头顶正中心，两耳角直上连线的中点；涌泉穴，位于足前部凹陷处，第2、3趾趾缝纹头端与足跟连线的前1/3处。

操 作

内关、神门、百会三穴用温和灸，涌泉穴用艾灸罐灸，每次每穴20分钟，每日1次，长期坚持。

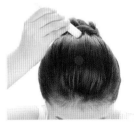

图3-21 温和灸百会穴

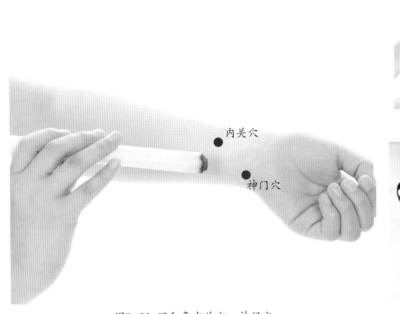

图3-20 温和灸内关穴、神门穴

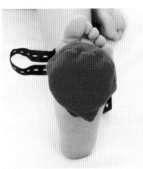

图3-22 艾灸罐灸涌泉穴

治疗原理

灸内关穴有补益气血、安神养颜的功效；神门穴为手少阴心经的穴位，主治心病，如心烦、惊悸、怔忡等临床表现；灸百会穴能升阳举陷，对头部疾病的治疗有很大的作用；灸涌泉穴有很好的调和阴阳的作用。

刮痧疗法

刮背部双侧的心俞穴至脾俞穴，然后分别刮双侧丰隆穴和涌泉穴，每处5分钟，不强求出痧。

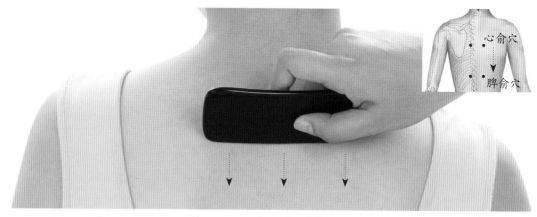

图3-23 从心俞穴刮至脾俞穴

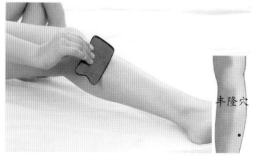

图3-24 刮丰隆穴

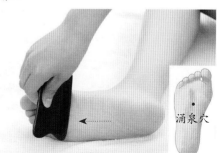

图3-25 刮涌泉穴

小提示

神经衰弱的自我调适：

1. 学会自我调节，加强自身修养，以适当方式宣泄自己内心的不快和抑郁，以解除心理压抑和精神紧张。

2. 学会合理地自我定位，对自己的身体素质、知识才能、社会适应力要有正确的认识。

3. 善于自我调节，工作和学习要张弛有度。

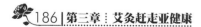

🪷 病友反馈 （已做保护隐私处理）

我今年四十多岁，现在住在台湾。一直以来我的工作压力都很大，前段时间出现了睡眠障碍、记忆力减退、头痛等问题，有时还伴有其他各种身体不适的症状。有时我还会感觉胸口很闷，走上三五步就会上气不接下气。找中医看过没见好转，最后找西医检查，结果是神经衰弱。我吃过不少药，但是没有明显的改善。一次偶然的机会我接触到了艾灸，于是就用艾灸的方法治疗自己的问题。没想到艾灸了半个月，睡眠质量变得非常好，没有整宿睡不着觉的现象了。我在艾灸时选用的是百会、风府、风池、神阙、膻中、内关、外关、命门、足三里、三阴交、涌泉等穴位，每个穴位艾灸10~15分钟。刚开始艾灸的时候，可能是我操作的方法不正确，两边足三里穴起了很多大水疱，我就停止灸足三里穴了。可是停止艾灸后，还是有水疱出现，这是单老师你说的排病反应吗？

🪷 单医生点评

是的，不要担心，当进行艾灸治疗有效果的时候，往往就会伴随排病反应。艾灸可以治疗很多疾病，任何疾病都可以尝试艾灸。我最爱说的一句话是，"家中可以没有常用药，但是必须配备艾灸条。"当发生疾病的时候，可以首先尝试用艾灸治疗。这位朋友选用的艾灸穴位都是我们常用的穴位，也是可以调整神经衰弱的穴位。艾灸足三里、神阙穴时，也可以用隔姜灸的方法，每次艾灸3~5壮，效果会更好。在艾灸的同时，我们还可以配合其他绿色方法，如泡脚、按摩、刮痧、运动等。适当地选择其他方法，可以促进疾病的康复。

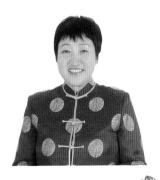

爱抱怨

爱抱怨主要源于对现实的不满，这说明还没被现实打倒，但是抱怨多了危害很大，影响心理和生理健康，易引发乳腺、睡眠、神经系统等多方面的问题。关键在于自己调整好心态，提高自己的社会适应能力，适时提醒自己保持心态平和。心理调节配合艾灸治疗，能让你的心情变舒畅。

灸 法

艾灸取穴 膻中穴、乳根穴、章门穴、太冲穴

快速定位 膻中穴，在人体前正中线上，两乳头连线的中点；乳根穴，位于乳头直下，乳房根部，当第5肋间隙，距前正中线4寸处；章门穴，位于人体的侧腹部，第11肋游离端的下方；太冲穴，在足背侧，第1、2跖骨结合部之前的凹陷处。

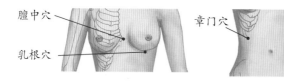
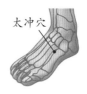

操 作

章门穴用单罐艾灸罐灸，余穴用温和灸，每次每穴15～20分钟，每日1次。

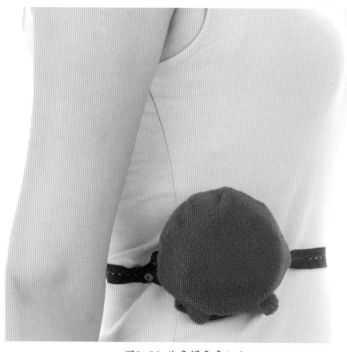

图3-26 艾灸罐灸章门穴

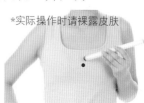

*实际操作时请裸露皮肤

图3-27 温和灸膻中穴

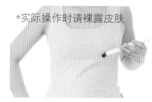

*实际操作时请裸露皮肤

图3-28 温和灸乳根穴

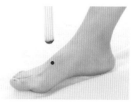

图3-29 温和灸太冲穴

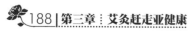

治疗原理

灸上述穴位有很好的疏肝理气的作用，能使气机条达，自然就不抱怨了。乳根穴主治胸下满闷、食不下咽等病症；灸章门穴能疏肝健脾、理气散结；太冲穴主治胁痛、呕逆、腹胀等肝胃疾病；膻中穴为任脉要穴，主治心痛、心烦、心悸等病症。

🌸 按摩疗法

按摩胁肋部

先将两手搓热，以三指向内，在乳根穴下方3指处，缓缓插入肋骨下方约1厘米，重复3～5次，顺时针按揉该处30次，注意按摩时用一般力道即可，毋须特别用力。此法可疏肝理气、缓解精神不适。

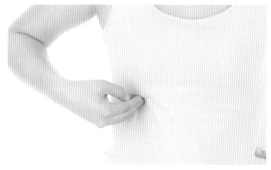

图3-30 推按胁肋部

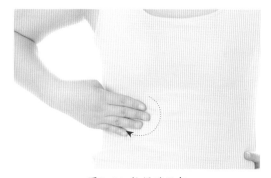

图3-31 按揉胁肋部

按压手部肝点

肝点位于掌面环指第1指间关节横纹中点处。可用拇指指尖按压，至穴位皮肤变红变热为止，每次3～5分钟，每日2次。此法具有缓解紧张情绪、改善精神状态的功效。

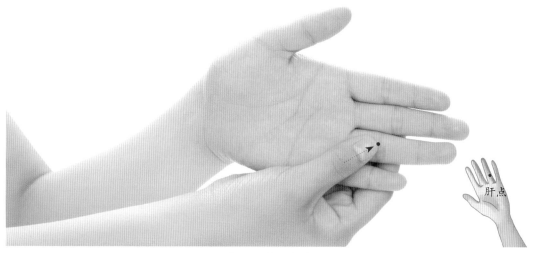

图3-32 按压肝点

🌸 病友反馈 (已做保护隐私处理)

我儿子今年上初中二年级。年初时，他常常感到生活和学习毫无意义，经常抱怨周围的人和事，戴着有色眼镜看世界，情绪低落，记忆力减退，兴趣与愉快感丧失。老师曾找我谈话，说我儿子可能正处在青春发育期，思想波动大，学习压力大，所以导致了情绪问题。我曾经接触过艾灸，所以也想给孩子试试。我给孩子艾灸的穴位是百会、膻中、肝俞、阳陵泉、内关、太冲、涌泉穴，每个穴位艾灸3~5分钟。在这期间，我经常和儿子聊天，和他聊每天在学校发生的事情，对他的关心越来越多。一个月后，我发现儿子逐渐变乐观了，睡眠改善了，老师说他上课时注意力也比以前集中了。单老师你说过饮食也可以配合艾灸，我儿子正是长身体的时候，不知道可以给他吃些什么呢？

🌸 单医生点评

按照中医理论，情绪不好、爱抱怨大多是由肝气郁结引起的，如果选择艾灸，可以选择肝经上的穴位或根据自身情况加减。平日里要多给孩子吃一些清淡、疏肝、导气的食物，有利于调整不健康情绪。做菜时可以选择清淡的蔬菜，如西芹炒百合，也可以用黄瓜、百合和黑木耳等做成凉拌菜；还可以用小米和枸杞子煲粥，放适量冰糖调味，或用黑米、碎玉米和大米煲粥。此外，平时尽量少吃辛辣及油煎炸烤等刺激性食物。这位朋友给孩子选择的艾灸方法调整孩子的情绪问题也是正确的，其实用艾灸治疗情绪方面的疾病仅仅是一方面，只能起到很小的作用。孩子爱抱怨的情绪多数与学习压力和同学关系有关，改变孩子不健康的情绪更重要的还是要多和孩子沟通，帮助孩子尽快走出情绪低落的状态。

失 眠

失眠又称"入睡和维持睡眠障碍"，是以无法入睡或无法保持睡眠状态，导致睡眠质量下降为特征的一种病征，主要表现为各种原因引起的入睡困难、深度睡眠时间过短、易醒、整体睡眠时间不足等症状。中医认为，失眠的原因主要为脏腑功能紊乱，尤其是心的温阳功能与肾的滋阴功能不能协调而导致的气血亏虚、阴阳失调等。

🪷 灸 法

艾灸取穴 安眠穴、涌泉穴、神门穴

快速定位 安眠穴，位于翳风穴与风池穴连线的中点，胸锁乳突肌肌腱的中部；涌泉穴，位于足前部凹陷处，第2、3趾趾缝端与足跟连线的前1/3处；神门穴，位于掌侧腕横纹内侧端，腕屈肌肌腱的凹陷处。

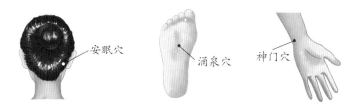

灸 法

安眠、神门两穴用温和灸，每次每穴灸20分钟左右，每日2次，睡前灸效果更好。涌泉穴可用艾灸罐，睡前灸，一直灸到入睡后罐内艾条自然熄灭。

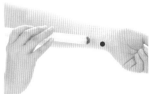

图3-34 温和灸神门穴

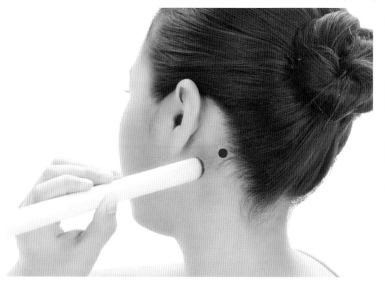

图3-33 温和灸安眠穴

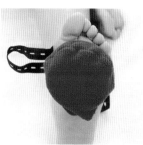

图3-35 艾灸罐灸涌泉穴

治疗原理

　　安眠穴，顾名思义，就是专门用来治疗失眠的；神门穴属心经，主治心病，对失眠有好的治疗效果，涌泉穴能引火下行、滋阴补肾，两穴合用有很好的调和阴阳的作用，治疗失眠效果很好。

🏵 放血疗法

　　艾灸前，在大椎穴上点刺放血、拔罐，对失眠会有更好的治疗效果。

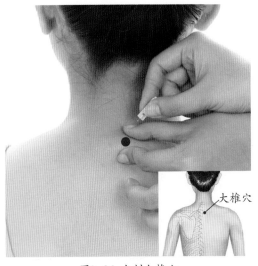

大椎穴

图3-36 点刺大椎穴

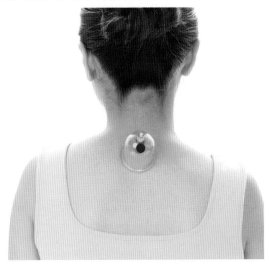

图3-37 拔罐大椎穴

🏵 足浴疗法

材　料　合欢皮、茯神各15克，刺五加、磁石各20克，夜交藤30克。

浴　法　先将磁石放入锅内，加水3000毫升，煎煮15分钟，再将其余的药放入锅内同煮20分钟，滤去药渣，将药液倒入盆内，泡脚30分钟，每日1次，10日为1个疗程。

注意事项　磁石一定要先煎以提高疗效。足浴宜在睡前1小时进行。

功　效　此方可镇静催眠、养心安神，适用于顽固性失眠。

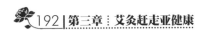

🌸 病友反馈 （已做保护隐私处理）

　　我是一名失眠头晕了11年的女患者。自从上次咨询单老师后，按单老师的指导，我进行了7天的艾灸。刚开始第一天，虽然没睡好，但醒来好像没有头晕的症状了，之后连续艾灸三四天，效果也不明显。我艾灸的穴位是大椎、肩井、涌泉、足三里、内关、百会，还有脖子后面、耳朵背后的位置。我用艾灸罐在两肩上、大椎处艾灸，同时把头往后仰，这样可以艾灸脖子后面与后头部交接处，头靠向肩上的艾灸罐，可以同时灸脖子两侧和耳部。艾灸罐是温热的，碰到身体的某些部位时，会有特别痒的感觉，我经常特意停留在感觉痒的位置，很快痒感变成如热针刺进入皮肉的感觉，我坚持着到刺感消失，之后感觉舒服很多。我按照老师的叮嘱，在艾灸后两个小时内不洗澡，四肢不沾冷水。经过这段时间的艾灸，早上起来有精神、有力气了，脸色也比以前好很多，皮肤便得光泽细腻，不再像以前那样干燥粗造，真的很开心！我从21岁开始失眠一直到现在，已经整整失眠了11年。没想到点燃了艾灸条，也点燃了我人生的新希望！

🌸 单医生点评

　　引起失眠的因素很多，有生理因素、心理因素、环境因素、身体因素等多方面的原因。我们在艾灸几天或几十天的时候，会有返病现象和排病气的现象，这些表现有头晕、出汗、大便恶臭、小便频数、耳鸣、身上起小红疹等，这些都是艾灸的反病现象，但是这些反应不一定同时出现在一个人的身上。用艾灸治疗失眠应该算是疗效比较好的，这位朋友用艾灸治疗失眠的效果真不错，方法也很好，同时艾灸了身体上的多处地方。我认为艾灸治疗失眠时，还可以在膀胱经走罐，也可以用隔姜灸的方法灸百会穴。

情绪低落

　　情绪低落多发生在心理敏感的人群中，外界环境的细微变化，甚至阴天下雨都会使其情绪低落。长期处于这种精神状态会导致人体内环境的紊乱，甚至可能发展为抑郁症。艾灸对情绪低落有比较好的调治作用，能很好地"顺气"，让你的心情"雨过天晴"。

灸　法

艾灸取穴　大椎穴、神门穴、神阙穴、关元穴

快速定位　大椎穴，位于第7颈椎下方的空隙处（低头时，用手摸到颈部后方最突出的一块骨头，就是第7颈椎）；神门穴，位于掌侧腕横纹内侧端，腕屈肌肌腱的凹陷处；神阙穴，在腹中部，脐中央；关元穴，位于脐下3寸处，腹中线上。

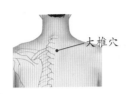
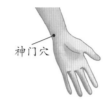
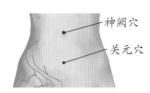

操　作

　　大椎穴用单眼艾灸盒灸，关元、神阙、神门三穴用温和灸。大椎、神阙、关元三穴各灸30分钟，神门穴灸20分钟，每日1次。

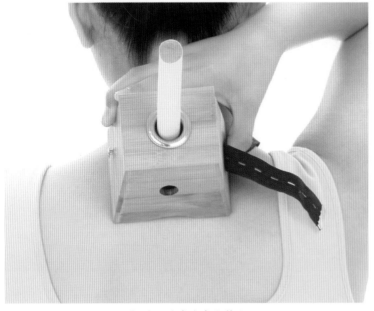

图3-38　艾灸盒灸大椎穴

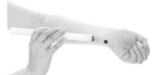

图3-39　温和灸神门穴

*实际操作时请裸露皮肤

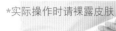
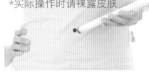

图3-40　温和灸神阙穴

*实际操作时请裸露皮肤

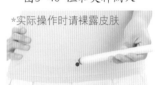

图3-41　温和灸关元穴

治疗原理

大椎穴督一身之阳，上通头顶下达足部，能祛除整条督脉的气滞、血瘀，很好地消"气"；神门穴属心经，对神经衰弱、癔症、精神分裂有很好的治疗作用，适合本病的治疗；神阙、关元两穴能升一身之阳，促进气血运行。

🌸 刮痧疗法

沿着脊柱两侧，从上到下刮几遍，因为这里是足太阳膀胱经和督脉所在，在这里刮痧可以疏通阳经、宣发阳气，使气机通畅。胸前和腋窝也要刮几遍，能很好地让郁气宣散出去。

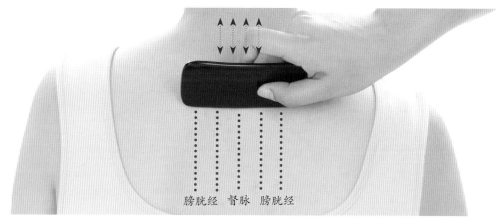

膀胱经　督脉　膀胱经

图3-42　刮膀胱经和督脉

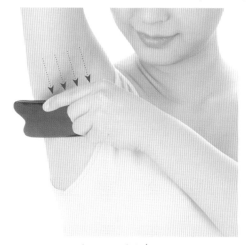

图3-43　刮腋窝

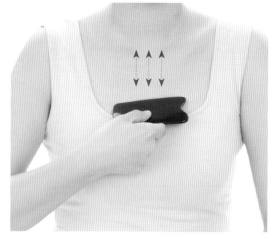

图3-44　刮胸前

🌸 饮食疗法

绿豆100克，煮烂，把豆沙捣成泥，加红糖25克，小火煮水喝。

我曾经是一个典型的亚健康人，长期睡眠不好、多梦、腰酸背痛、胃口不好、脾气暴躁、月经不调、怕冷，还有轻度的产后抑郁症……这两年我一直在艾灸，除了灸中脘、神阙、关元、命门、足三里、大椎、涌泉穴外，从头到脚都灸，算是哪儿痛就灸哪儿，每天还用温水泡脚。中脘、神阙、关元穴循环灸30～40分钟，命门灸20～30分钟，足三里灸15～20分钟，大椎灸15～20分钟；晚上睡前先泡脚15～20分钟，然后做好上床艾灸的准备，点燃两个单罐艾灸罐，分别绑在双脚涌泉穴，可以边睡觉边艾灸。现在我的身体状况有改善了，不再像以前那样动不动就生气……我相信，只要坚持下来，身体状况一定还会有变化的。

单医生点评

像这位朋友一样，艾灸身体的不适点，也就是我们常说的阿是穴，哪里有病，哪里就是我们施灸的重点，这样做很对。为了艾灸方便，可以选择四眼艾灸盒、单眼艾灸盒或四罐艾灸罐、单罐艾灸罐等艾灸工具进行辅助。用艾灸治疗疾病，可以扶正气、补气血。要知道气为血之帅，血行气则行。艾灸加上运动，会助长气血的疏通与运行。当人生病的时候，当疾病久久不愈的时候，当我们看不到治疗的希望的时候，就会出现焦虑、烦躁、情绪低落的现象。艾灸治疗情绪问题只是一方面，更重要的还是患者本身要有坚定的信心，主观上改变自己情绪低落的状态，相信自己的身体一定会变得更加健康。

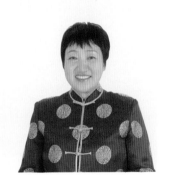

压力大

　　压力大使人的精神始终处于高度紧张状态，对人的心理和生理功能产生不良影响，随之产生焦虑、自卑、绝望、意志减退、疲惫、失眠等症状。精神长期处于高压状态，会使人的内分泌紊乱，甚至可能导致心脑血管、神经的病变。所以积极减压、适时做好心理调节，对每个人都至关重要。通过艾灸治疗来缓解精神压力的效果很明显。

灸 法

艾灸取穴 **大椎穴、肝俞穴、神门穴、百会穴**

快速定位 大椎穴，位于第7颈椎下方的空隙处（低头时，用手摸到颈部后方最突出的一块骨头，就是第7颈椎）；肝俞穴，位于第9胸椎棘突下，旁开1.5寸处；神门穴，位于掌侧腕横纹内侧端，腕屈肌肌腱的凹陷处；百会穴，在头顶正中心，两耳角直上连线的中点。

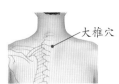
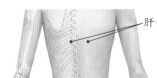
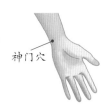
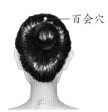

操 作

　　百会、神门两穴用温和灸，每次每穴20分钟左右；其余穴位用艾灸罐灸，每次每穴40分钟。以上操作每3天1次，10次为1个疗程。

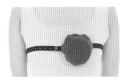

图3-46 艾灸罐灸肝俞穴

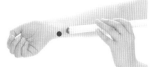

图3-47 温和灸神门穴

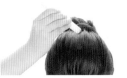

图3-48 温和灸百会穴

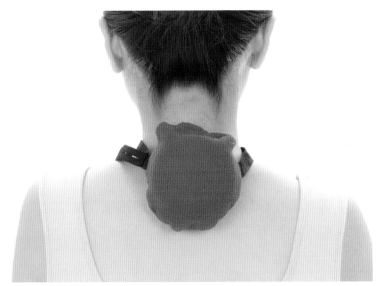

图3-45 艾灸罐灸大椎穴

治疗原理

灸大椎穴具有益气壮阳、通经活络的作用；灸肝俞穴有很好的疏肝解郁的作用，能让压力释放出来；神门穴属心经，主治心病，灸此穴有很好的补益心气的作用；灸百会穴能疏经活络，有很好的升阳举陷、调畅气机的作用。艾灸以上穴位能让机体的气机条达，"气顺"后自然就把压力很好地释放出来。

🌸 按摩疗法

刮压大脑反射区

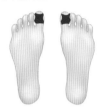

用拇指由脚拇趾趾端向足跟端反复刮压大脑反射区10～20次，力度以产生酸痛感为宜，每日1～2次。大脑是中枢神经系统最高级的部分，是高级神经活动的物质基础，是机体功能活动最重要的调节器官。通过刺激大脑反射区可以改善全身功能失调的症状，缓解因疲劳和精神压力过大引起的相关症状。

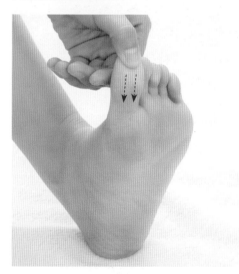

图3-49 刮压大脑反射区

指揉太阳穴

首先用拇指指腹轻轻揉几下太阳穴，再慢慢加力按压1～3分钟。

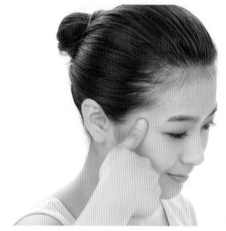

图3-50 指揉太阳穴

掐按神门穴

一手拇指尖掐按对侧神门穴约1分钟，左右手交替进行，以局部有酸胀感为宜，经常点按此穴有很好的减压作用。

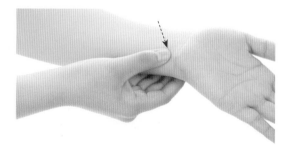

图3-51 掐按神门穴

我平时工作压力大、心理负担重，常会把一点儿小事放在心上，经常有心里发急、发紧的感觉，静不下心来。同时，我还有心肌缺血、心动过速、失眠、口苦、咽干等感觉，人也很瘦，体质很差。我曾经看过中医，医生讲我是阴虚阳亢、肝郁气滞。一个很偶然的机会，我看到了单老师的博文，于是想要尝试艾灸治疗，单老师能给我一个比较好的方法吗？

- -

🌸 单医生点评

艾灸是一种帮助身体自我调整的方法，我们可以用艾灸来调整身体的阴阳平衡。也就是说，如果阴虚阳亢、肝郁气滞，用艾灸可以疏肝理气，使人体阴阳平衡。艾灸时选择百会、膻中、肝俞、阳陵泉、内关、太冲、涌泉等穴，每穴灸10分钟。但艾灸时注意，不能用艾灸盒或艾条悬灸头顶的百会穴，容易烧到头发。我们可以切一元钱硬币厚的姜片2～3片，上面用牙签扎上眼，再在姜片上放置大拇指肚大小的艾炷1壮，点燃，拨开头发，把姜片放在百会穴处，每次艾灸3～5壮。这是隔姜灸的方法。

除艾灸外，还可以在背部刮痧，沿大椎穴开始，到长强穴结束。在刮痧的同时，不仅仅要刮到督脉，最重要是足太阳膀胱经位于背部的一些穴位。在艾灸治疗的同时，还要调整好心态，学会调节情绪和自我控制，如心理放松、转移注意力、排除杂念，以达到顺其自然、泰然处之的境界。保证充足睡眠也是缓解压力的一剂良方。用艾灸缓解压力只是辅助的方式，而自己的调整和坚持治疗才最为重要。所以有时候，对患有心理疾病的人，我还是提倡运用综合治疗的方法，这样多管齐下，一定可以完全治愈。

黄褐斑

黄褐斑也称为"肝斑"、"蝴蝶斑"，是发生在颜面的色素沉着斑。黄褐斑主要因女性内分泌失调、精神压力大、各种疾病及外用化学药物刺激引起。调理内分泌、保持心情舒畅、积极预防妇科疾病等是预防黄褐斑的有效手段。

✿ 灸　法

艾灸取穴 肾俞穴、命门穴、关元穴

快速定位 肾俞穴，在第2腰椎棘突下，旁开1.5寸处；命门穴，位于腰部，当后正中线上，第2腰椎棘突下的凹陷中；关元穴，位于脐下3寸处，腹中线上。

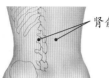 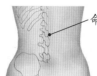 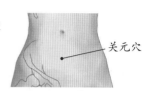

操　作

双罐艾灸罐灸肾俞、命门两穴，每次30分钟，每日2次。关元穴可用双眼艾灸盒或温和灸，每次不少于30分钟，每日3次。

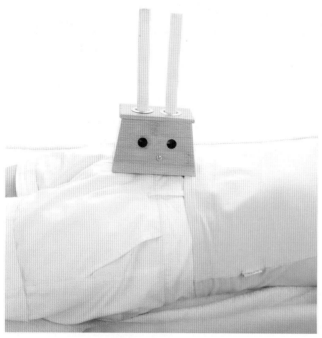 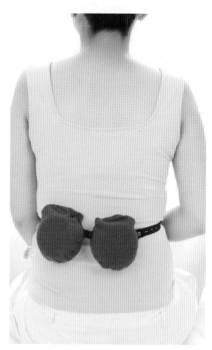

图3-52 艾灸盒灸关元穴　　　　　图3-53 艾灸罐灸肾俞穴、命门穴

治疗原理

本病主要是由于内分泌失调引起，肾俞、命门、关元三穴合用具有升举阳气、培阳固本、条畅气机的作用，对内分泌功能具有较好的调节作用。

刮痧疗法

点压足太阳膀胱经，在肝俞、肾俞、脾俞、三焦俞等穴位稍停片刻，再沿经络继续按揉；按摩督脉，由上而下推擦5遍；再以督脉为中线，用手掌大鱼际分别向左右两旁推擦10遍以上。以上操作每日1～2次。

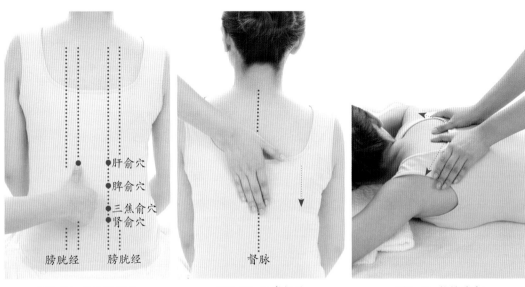

图3-54 点压膀胱经　　　　　　图3-55 按摩督脉　　　　　　图3-56 推擦背部

饮食疗法

将绿豆、赤小豆、百合洗净，用适量清水浸泡半小时。然后放入锅中，用大火煮滚后，改以小火煮到豆熟。依个人喜好，加盐或糖调味皆可。绿豆与百合富含多种维生素，能有效地祛除黑色素。

小提示

做好以下几点对黄褐斑治疗大有帮助：

1. 应去医院检查，积极治疗原发疾病。疾病痊愈了，黄褐斑也就消失了。
2. 要增强营养，多吃蔬菜、水果。
3. 做好防紫外线的措施，但应慎用各种化妆品。
4. 注意调节情绪，保持愉快的心情。
5. 保证充足的睡眠。

我曾经有子宫肌瘤，患病之后，脸上的黄褐斑不断地增加。我是最近几个月迷上艾灸的，看见很多朋友通过艾灸治好了自己的疾病，于是也想尝试自己用艾灸的方法治疗。我选择的穴位是中脘、神阙、关元、子宫、归来、八髎、三阴交等这些治疗妇科疾病常用穴位。灸了1个多星期，我发现皮肤比以前好了很多，气色也变得红润了。老公感觉我最近年轻了很多，虽然黄褐斑没有很大的改善，但是艾灸之后感觉整个人都精神了不少。没想到这段时间的艾灸，如同做了美容，这都是艾灸的魔力。我不知道自己我选择的艾灸穴位是不是正确的，或者单老师有什么好的建议呢？

单医生点评

身体内各个系统在维系着身体的平衡，一旦哪个系统失衡，就会发生疾病。这位网友选择的穴位很正确，都是可以辅助治疗女性内分泌问题的，内分泌问题与女性黄褐斑有直接的关系。艾灸在治疗疾病的时候，可以同时将身体内分泌调整平衡。黄褐斑与人体各个系统功能的失调都有关联，所以防治黄褐斑就应当与调理各系统一起抓起来。艾灸时，还可以加灸神门、涌泉穴，这两个穴位有促睡眠的作用。想要光滑红润的皮肤，最关键的是保持良好的睡眠。还有一位朋友告诉我，她用艾灸治疗过敏性鼻炎，结果黄褐斑消失了。她主要艾灸了迎香、印堂、太阳、肺俞穴，也就是说，艾灸脸部可以淡化黄褐斑。这位朋友也可以加灸这些穴位。

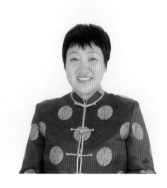

第四章
艾灸保健
效果好

养生艾灸无定式，按需取穴更自由

其实艾灸不光可以治病，用艾灸来防病养生同样有很好的效果。现代人更容易出现身体虚弱的毛病，如果学会艾灸养生的法子，每天给自己补补阳气、调调正气，对健康是十分有益的。常做养生灸，不但可以强壮身体、增强抵抗力，更能使人的精力充沛、工作效率提高。

除了治病之外，养生也是艾灸的一大用途。因为艾灸可以提升人体的阳气，阳气充足，外邪不能侵犯，人自然就健康。灸法养生简单易行，而且效果显著，广受欢迎。养生灸没有定式，可以按照我们的需要自由组合穴位。

本书前面主要介绍艾灸是如何治病的，其实用艾灸来防病养生同样有很好的效果。现代人接触大自然的机会越来越少，不能很好地得到自然之气的滋养，更容易出现身体虚弱的毛病。如果学会艾灸养生的法子，给自己补补阳气、调调正气，对健康是很有益处的。因此，我常教病人用养生灸来调理身体。

养生灸自古就有，在很多中医典籍中都有记载。孙思邈在《千金要方》中说："宦游吴蜀，体上常须三两处灸之，勿令疮暂差，则瘴疠温疟之气不能著人。"就是说常常在身上灸两三处，可以起到预防疾病的作用。为什么艾灸能达到这样的效果呢？这主要是因为艾灸能补阳气、调正气，正气足了，外邪自然很难侵犯。

中医常说"正气存内，邪不可干"，"邪之所凑，其气必虚"。一旦人的正气不足，不能克制邪气，就会生病。所以，补足正气很重要。对于上了岁数的老年人，阳气更加重要。《黄帝内经》说："六十阳气大衰，九窍不利，上实下虚，泣涕皆出矣。"老年阳气衰落，正气不足，就算不生病，也会觉得没精神，所以要补阳气。

有的人消化不好，想调理脾胃；有的人身体羸弱，想补肾壮阳；有的人易感风寒，想提高免疫力……对于不同的养生目的需要选择不同的穴位来施灸。当然，也有些穴位适合所有人用，关元和气海两个穴位就是养生的通用穴位。关元就是丹田，是藏精的地方；而气海，顾名思义，是储存气的地方，这两个穴位是全身阳气的源头。艾灸这两处，使灸火的热力和艾草的药力直达源头以助元阳。元阳充沛，就能延年益寿。

古代对于养生灸的讲究很多，比如古人说灸气海应该在立春前后5天，灸关元应该在立秋前后5天，而且必须是直接灸，1年1次，1次灸360壮。我主张艾灸也要与时俱进，我们可以用温和灸来代替直接灸，一般人也不容易接受直接灸。但温和灸的效果不如直接灸，所以灸的次数就要增加，可以每周1～2次，身体虚弱的人可以每周2～3次，每次10～15分钟，同样能取得很好的养生效果。

除了关元穴和气海穴，还有很多穴位可以做养生灸，取什么穴主要在于要达到什么目的。比如身体虚弱的人可以取足三里，灸此穴能升阳益胃，补益先后天之气；脾胃不调、形体消瘦的人可以取中脘，灸此穴能调和脾胃，对消化不良、食欲下降等脾胃亏虚的病症治疗效果很好。

我想强调一点，养生灸是很随意的，并没有定式，也没有固定的方法和时间要求，一切都要看自己的感受。而且人的身体情况是不断变化的，所以养生灸也不能一成不变，根据需要随时调整，才能达到最好的效果。

表4-1 养生灸常用穴位及保健的功效对照表

养生灸常用穴位	保健功效
关元穴	培元固本、补益下焦
气海穴	生发一身之阳气
足三里穴	调节机体免疫功能，有防病保健、延年益寿的作用
中脘穴	调节胃肠功能
神阙穴	温阳救逆、利水固脱
百会穴	升阳举陷、益气固脱
大椎穴	益气壮阳
肾俞穴	补肾强腰

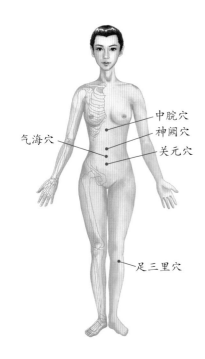

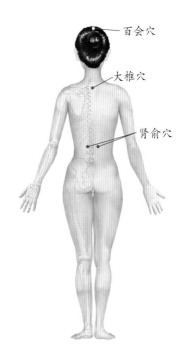

腹背对穴艾灸寻病术

在腹部和背部都有与脏腑直接对应的穴位，艾灸这些穴位不但能治疗相应脏腑的疾病，还能把未表现出来的疾病灸出来，以便下一步治疗，这种方法就是艾灸寻病术。

腹部和背部都有与脏腑直接对应的穴位，我们把这些穴位叫"募穴"和"俞穴"。艾灸这些穴位不但能治疗相应脏腑的疾病，还能把未表现出来的疾病灸出来。

腹背对穴寻病术就是用腹部的募穴和背部的俞穴来寻找疾病，在疾病还未表现出来时通过艾灸将其找出，继而进行治疗。

"募"有聚集、汇合的意思，"募穴"就是脏腑之气在胸腹部汇聚的一些特定的穴位。五脏（心、肝、脾、肺、肾）、心包络及六腑（小肠、胆、胃、大肠、膀胱、三焦）各有1个募穴，所以募穴一共有12个，与脏腑一一对应。

"俞"有汇集、输注的意思，"俞穴"是脏腑之气输注于背腰部的穴位。俞穴都位于背腰部足的太阳膀胱经上，和脏腑也是一一对应的，一共12个，见下表。

表4-2 腹背对穴对应脏腑及病症表

对穴		对应脏腑	相应病症
募穴	俞穴		
巨阙穴	心俞穴	心	心火旺，则面赤舌红，尤其舌尖深红起刺；若心脉为瘀血所阻，则面色和舌色较暗，甚至出现青紫
期门穴	肝俞穴	肝	肝气易异常导致情绪改变，如肝气郁结则闷闷不乐，升发太过则急躁易怒。肝血不足可出现泪液异常，如目干涩或迎风流泪
章门穴	脾俞穴	脾	消化功能异常，出现腹胀、便溏、食欲不振等表现。水液运化功能减退，则可出现水肿
中府穴	肺俞穴	肺	肺失和降，出现咳嗽、气喘、鼻塞、流涕、喷嚏、失音等症状。肺气亏虚，会出现多汗、皮毛憔悴枯槁等症状
京门穴	肾俞穴	肾	性能力减弱，面色苍白，畏寒肢冷，精神萎靡，反应迟钝，还可有尿量的改变
膻中穴	阙阴俞穴	心包	神昏、谵语等
关元穴	小肠俞穴	小肠	腹胀、腹痛、便溏、泄泻等
日月穴	胆俞穴	胆	胸胁胀痛、食欲不振、厌油腻、口干、口苦、吐黄苦水等

中脘穴	胃俞穴	胃	胃脘胀痛、纳呆厌食、口臭、恶心呕吐等
天枢穴	大肠俞穴	大肠	大便性状和排便习惯的改变，如里急后重或大便干结，肠鸣泄泻
中极穴	膀胱俞穴	膀胱	贮尿和排尿功能失常，表现为尿频、尿急、尿痛，或小便不利、尿少、尿闭等症状
石门穴	三焦俞穴	三焦	上焦异常同心、肺，中焦异常同脾、胃；下焦异常同小肠、大肠、肝、肾、膀胱

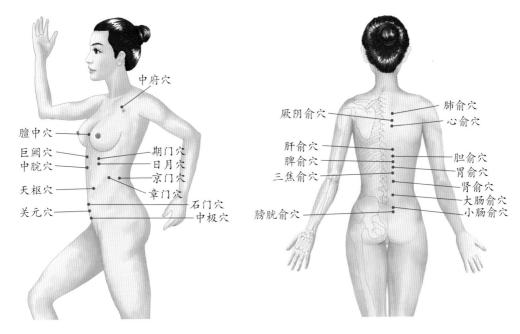

募穴和俞穴都是脏腑之气输注、聚集的部位，与脏腑是直接相连的。所以，在这些部位艾灸，可以直接治疗相应脏腑的疾病。同时，一些脏腑的疾病也能通过艾灸表现出来。比如艾灸中脘可以找出消化系统的疾病。灸感传导到哪个器官，就是哪个器官有病了。病邪隐而不发的时候，艾灸还能把没发作的病找出来，这就是寻病。

腹部募穴属阴，背部俞穴属阳，用募穴和俞穴搭配的方法来找病，二者一前一后、一阴一阳，相互协同，这样不但能寻病，还能查出疾病是阴证，还是阳证，可谓一举两得。

找病的方法很简单，直接灸3～5壮或温和灸15分钟就可以。关键是在艾灸的过程中仔细感觉有没有灸感的传导、疼痛的出现，还要看艾灸之后有没有出现灸后反应。如果有灸感不传导或传导不明显，灸的时候其他部位有疼痛，或者艾灸后有排病反应出现，就说明那个部位存在疾病。然后要继续灸，不给病邪喘息的机会，把它们一次消灭。艾灸既能找病，又能治病，用这种方法来调养身体是再好不过了。

手足发冷

手足发冷，是个很常见的症状。气温下降，许多人就会出现全身发冷、手脚冰凉的症状。中医认为这种情况是由于"阳虚"造成的，阳气不足，不能促进气血运行，四肢得不到气血充足濡养，自然就会"发冷"了。

❀ 灸 法

艾灸取穴 涌泉穴、关元穴、命门穴、大椎穴

快速定位 涌泉穴，位于足前部凹陷处，第2、3趾趾缝纹头端与足跟连线的前1/3处；关元穴，位于脐下3寸处，腹中线上；命门穴，位于腰部，当后正中线上，第2腰椎棘突下的凹陷中；大椎穴，位于第7颈椎下方的空隙处（低头时，用手摸到颈部后方最突出的一块骨头，就是第7颈椎）。

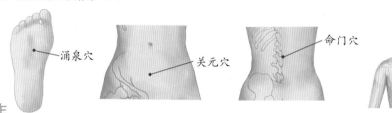

操 作

关元、命门两穴用艾灸盒绑着灸，大椎、涌泉两穴用艾灸罐绑着灸，每次每穴30分钟，每日1次。

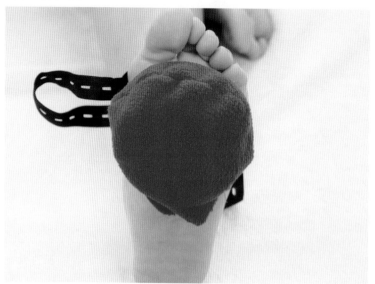

图4-1 艾灸罐灸涌泉穴

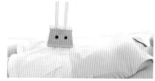

图4-2 艾灸盒灸关元穴

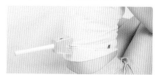

图4-3 艾灸盒灸命门穴

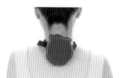

图4-4 艾灸罐灸大椎穴

治疗原理

灸涌泉穴能补肾壮阳、强筋壮骨；关元穴有很好的培元固本的作用，元气充足，身体自然也就暖和了；命门穴能维系督脉气血运行，为人体的生命之本；灸大椎穴有很好的益气壮阳之功效。灸以上穴位能激发、补充人体的阳气，阳气充足，身体自然就暖和了。

按摩疗法

用掌根部快速揉搓涌泉穴3～5分钟，以产生潮热感为宜，每日2次，早晚施行。

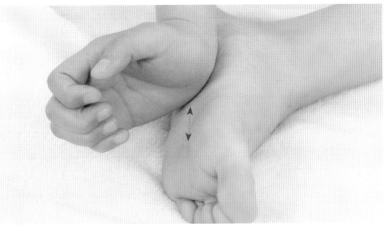

图4-5 揉搓涌泉穴

取俯卧位，按摩者双手搓热后，覆于被按摩者两侧肾俞穴处，轻轻按揉2～3分钟，拍打两侧肾俞穴100次，每日2～3次。

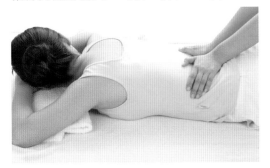

图4-6 按揉肾俞穴

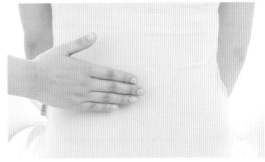

图4-7 拍打肾俞穴

小提示

睡前用热水泡脚也是个很好的暖身方法，水中加入30～45克艾叶温阴驱寒的效果更好，泡脚后能让您暖暖入睡。

免疫力低下

　　免疫力低下最直接的表现就是抵抗力下降，容易生病。免疫力低下的人，每次生病都要很长时间才能恢复，而且疾病常常反复发作。不少人有这样的经历，几乎每次流感都会被感染，气候变化，自己稍不注意就会感冒，这些主要与免疫力低下有关。提高自身免疫力，就不会那么轻易感冒了。艾灸能很好地帮助您达到增强免疫力的目的。

❀ 灸　法

艾灸取穴　关元穴、足三里穴、神阙穴

快速定位　关元穴，位于脐下3寸处，腹中线上；足三里穴，位于外膝眼下4横指，胫骨偏外侧1横指；神阙穴，在腹中部，脐中央。

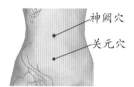
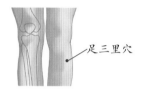

操　作

　　关元穴、神阙穴用四眼艾灸盒灸，每次40分钟；足三里穴用隔姜灸或隔蒜灸，每次5～8壮。以上操作每周2～3次，流行病发病季节适当增加艾灸次数。

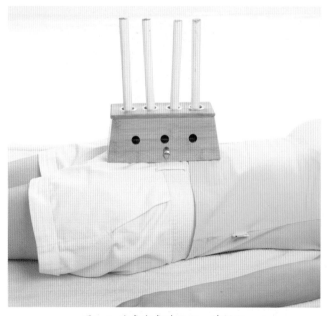

图4-8 艾灸盒灸关元穴、神阙穴

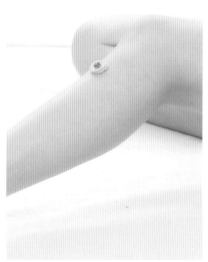

图4-9 隔姜灸足三里穴

治疗原理

灸神阙穴能达到温经祛寒、平补阴阳、调理气血的目的。中医认为神阙穴为任脉的气血来源之处，灸神阙穴相当于从生命的源头激发自身的潜能；俗语说"要想人长寿，三里经常灸"，灸足三里穴能提高免疫力，防治多种疾病，是强身健体的重要穴位；关元穴是很重要的保健穴，灸关元穴能培补元气，元气足，外邪就很难侵犯。

按摩疗法

将手掌搓热，贴于膻中穴，稍稍用力，顺时针转揉10～20次，逆时针再揉相同的次数，力度以膻中穴微感疼痛为宜。以上操作每日2～3次，长期坚持能很好地提高免疫力。

用空拳自下而上敲打膀胱经，对免疫力的提高大有帮助。

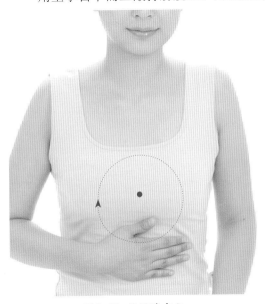

图4-10 转揉膻中穴

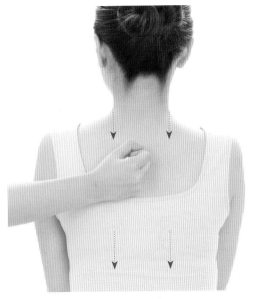

图4-11 敲打膀胱经

足浴疗法

屏风浴足方

材料： 生黄芪30克，党参、炒白术、防风各20克，灸甘草10克。

浴法： 将上述中药加水适量，煎煮2次，每次30分钟，将2次所得药液混合，泡脚30分钟，每日1次，15日为1个疗程。

注意事项： 体弱多病者，可将上述材料剂量加倍，煎煮后作全身药浴，效果更佳。每剂药液可以连用2～3次。每次用前需要加热。

功效： 健脾益气，提高抵抗力。经常用此方足浴可明显提高机体的抗病能力。

肾阳虚

肾阳虚即肾脏阳气虚衰，多由素体阳虚，或年老肾亏，或久病伤肾，或房劳过度等因素引起。临床表现为腰膝酸痛，畏寒肢冷（尤以下肢为甚）、头目眩晕、精神萎靡、面色苍白；或阳痿、早泄、女性宫寒不孕；或大便久泄不止；或浮肿（腰以下为甚），按之凹陷不起等。艾灸调理肾阳虚的效果很好。

灸 法

艾灸取穴 命门穴、肾俞穴、太溪穴、复溜穴

快速定位 命门穴，位于腰部，当后正中线上，第2腰椎棘突下的凹陷中；肾俞穴，位于第2腰椎棘突下，旁开1.5寸处；太溪穴，位于足内侧，内踝后方与脚跟骨筋腱之间的凹陷处；复溜穴，在小腿内侧，太溪穴直上2寸，跟腱的前方。

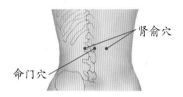
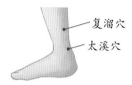

操 作

太溪、复溜两穴用温和灸，每次每穴10～15分钟；命门、肾俞两穴用双罐艾灸罐绑着灸，每次每穴30分钟。以上操作每日1次。

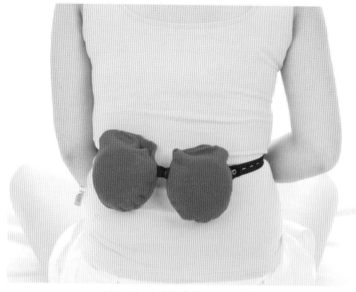

图4-12 艾灸罐灸命门穴、肾俞穴

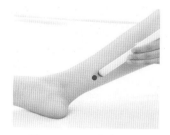

图4-13 温和灸复溜穴

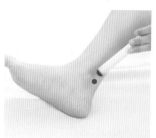

图4-14 温和灸太溪穴

治疗原理

命门就是生命之门，人体的先天之气就蕴藏在这里。灸命门穴对各脏腑起着温煦、激发和推动的作用，尤其对饮食物的消化、吸收与运输，以及水液代谢等方面有促进作用；肾俞穴能益肾助阳，太溪穴能行气益气，它们都是补肾的常用穴位，适用于各种肾虚的症状；复溜穴是肾经的母穴，具有滋阴补肾的功效，女性用此穴补肾效果特别好。

按摩疗法

用手掌按摩双侧肾俞穴1～2分钟，以穴位处有热感为宜，每日2～3次。用掌根擦揉关元穴，顺时针、逆时针各2分钟，以腹部有热感为宜，每日2次，早晚施行。

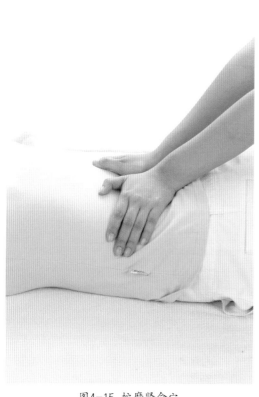

图4-15 按摩肾俞穴

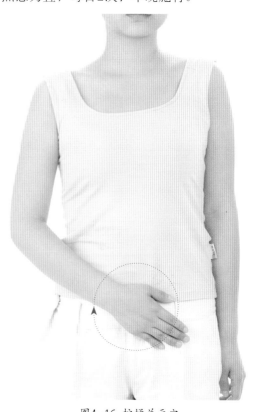

图4-16 按揉关元穴

饮食疗法

方法一：核桃仁30克，研成膏状。用米50克煮粥，米熟烂后加入核桃仁再煮，待无核桃生油气味后即可，热食。

方法二：糯米50克，狗肉汤250毫升，文火炖煮成稀糊状，加入适量的胡椒、味精即可，热食。

美容养颜

美容是个永恒的话题，所有女性都关心这个话题。市面上有无数的美容化妆品，但要找到一个既能美容又不损伤机体的方法很难，而艾灸恰恰是这样一种好方法，既有很好的美容作用，又没有不良反应。很多患者在用艾灸治疗其他疾病的时候发现皱纹变少了、皮肤变好了。这都是治病带来的意外收获，也说明艾灸对整个身体都有调理作用。

灸　法

艾灸取穴 肺俞穴、肾俞穴、美容部位

快速定位 肺俞穴，位于第3胸椎棘突下，旁开1.5寸处；肾俞穴，在第2腰椎棘突下，旁开1.5寸处。

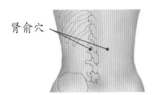
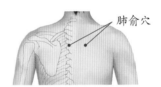

操　作

以上穴位用温和灸，每次每穴15分钟，每日1次，长期坚持。

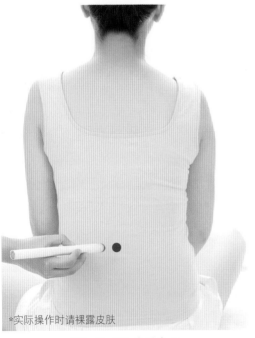
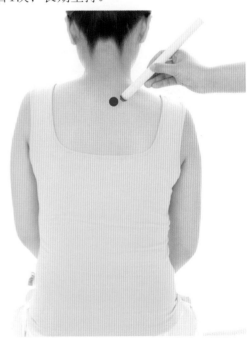

*实际操作时请裸露皮肤

图4-17　温和灸肾俞穴　　　　　　图4-18　温和灸肺俞穴

治疗原理

中医讲"肺主皮毛"，说明肺和皮肤、毛发的关系是很密切的。如果肺被外邪占据，气血的滋养不够，皮毛也要随之受到影响，所以美容首先要养肺。肺俞穴的作用是把肺脏的湿热水气外输到膀胱经，促进肺部的新陈代谢，加强了肺对皮肤和毛发的滋养功能；肾俞穴的作用是把肾脏的寒湿水气外输膀胱经，从而达到益肾助阳、强腰利水的功效。水湿是女人的大敌，会让身体臃肿，失去曲线，排水湿可以重塑体形，还能很好地改善肤质。

🌸 按摩疗法

拇指指尖按揉合谷穴，力度适中，以产生酸胀感为宜，每次3～5分钟，每日2次。按揉合谷穴有很好的利水湿、排毒素的功效，对皮肤的保养大有帮助。

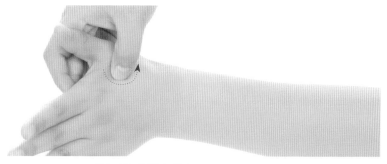

图4-19 按揉合谷穴

🌸 足浴疗法

排毒养颜汤

材　　料　枳实、芒硝、西洋参、炒白术、香附各10克，大黄、川芎各5克，何首乌15克。

浴　　法　上述中药加入清水1500毫升，浸泡30分钟，煎沸15分钟，连续煎煮2次，去渣，将药液倒入盆内，熏洗面部，待温度适宜时，浸泡双足30分钟，每日浸泡1～2次，10日为1个疗程。

注意事项　每剂药液可以连用2～3次。用时需要加热。

功　　效　益气活血，通便排毒。用于气虚血瘀、热毒内盛所致便秘、痤疮、颜面色斑等。

小提示

艾灸过程中应注意：

1. 保持内心平静，避免情绪激动。

2. 合理的饮食：多吃蔬菜和水果，少吃富含脂肪、糖类的食品和辛辣刺激性食物，保持大便通畅。

美体减肥

　　肥胖是指体内脂肪，尤其是甘油三酯积聚过多而导致的一种机体异常状态。由于食物摄入过多或机体的代谢功能异常导致体内脂肪积聚过多，造成体内脂肪层增厚、体重过度增长，继而引起人体一系列的生理、病理改变。不少患者在用艾灸治疗妇科、骨科的疾病时，发现体重减轻、赘肉消失，这说明艾灸减肥是很有效的。

灸　法

艾灸取穴　中脘穴、关元穴、肥胖的部位

快速定位　中脘穴，位于人体上腹部，前正中线上，脐上4寸处；关元穴，位于脐下3寸处，前正中线上。

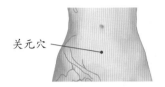
关元穴

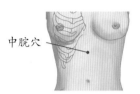
中脘穴

操　作

　　中脘穴、关元穴及肥胖的部位用艾灸罐灸，每次灸40分钟，每日1次，坚持灸3个月以上。

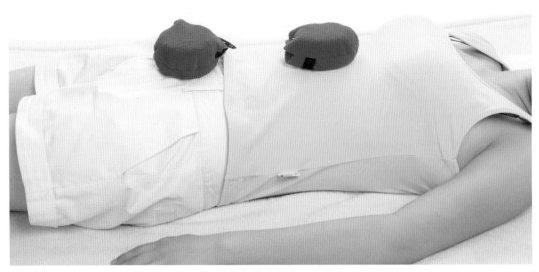

图4-20　艾灸罐灸中脘穴、关元穴

治疗原理

中脘穴是一个调治脾胃疾患的通用穴位，而肥胖就是脾胃不调惹的祸。中医认为，肥胖是由于经络失控及脾胃等脏腑功能失调，导致机体内的废弃物和脂肪无法正常代谢，大量蓄积在体内造成的。灸关元穴能培元固本、增强脾胃功能，从根本上消除了病因，而艾灸的热力有助于脂肪的燃烧。

🌸 刮痧疗法

先刮背部肾俞穴，由上至下，至皮肤发红、皮下有紫色痧痕形成为止。

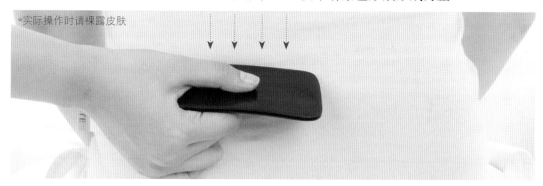

*实际操作时请裸露皮肤

图4-21 刮肾俞穴

再沿腹部正中线刮拭，从中脘穴到关元穴的皮肤，一次到位，中间不宜停顿，至皮肤发红、皮下有紫色痧痕形成为止。

刮肚脐周围的皮肤和脐旁2寸处的天枢穴，不宜重刮，每次30次，出痧为度。

最后重刮下肢外侧足三里穴至丰隆穴，用刮板重刮30次，可不出痧。

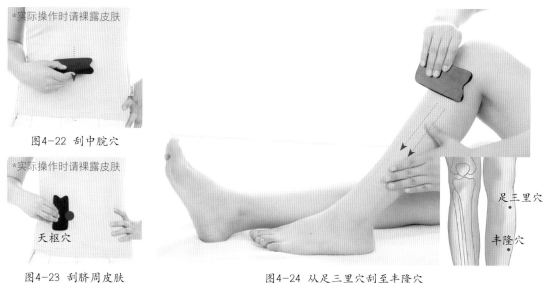

*实际操作时请裸露皮肤

图4-22 刮中脘穴

*实际操作时请裸露皮肤

天枢穴

图4-23 刮脐周皮肤

足三里穴

丰隆穴

图4-24 从足三里穴刮至丰隆穴

精力不足

精力不足多表现为乏力、精神萎靡、注意力不集中、精神恍惚等症状。中医认为这是阳气虚造成的，艾灸能很好地培补元阳、补充精力。

灸 法

艾灸取穴 合谷穴、复溜穴、督脉背部走行部分

快速定位 合谷穴，一手的拇指第1个关节横纹正对另一手的虎口边，拇指屈曲按下，指尖所指处就是合谷穴；复溜穴，在小腿内侧，太溪穴直上2寸，跟腱的前方；督脉背部走行部分，在后背部的正中线上。

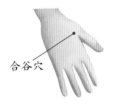
合谷穴

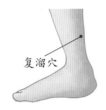
复溜穴

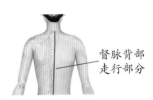
督脉背部
走行部分

操 作

温和灸合谷、复溜两穴每次15分钟，每周3～4次；隔姜灸督脉，沿着督脉紧密地排上姜片，在姜片上放上艾绒，从头、尾、中间三个地方点燃，让艾炷自然燃烧，每周2～3次。

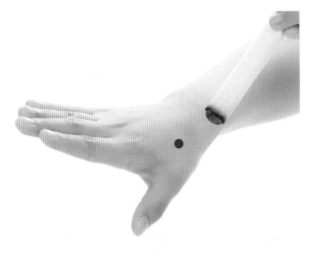

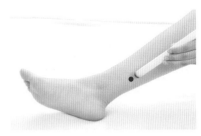
图4-26 温和灸复溜穴

*实际操作时请裸露皮肤

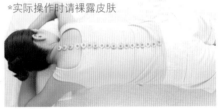

图4-25 温和灸合谷穴

图4-27 隔姜灸督脉

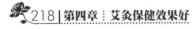

治疗原理

灸复溜穴能补肾益阴、温阳利水，适用于虚寒体质的人群；灸督脉，能激发一身之阳气，阳气足了，人就精神了；灸合谷穴能很好地补充精力。

按摩疗法

十指对压十宣穴

十宣穴位于10个手指指尖端的正中。先用双手掌心相对，十指自然松散分开，以相对应的手指指腹相互触压，然后双手十宣穴再相互触压，反复30～50次。每日2～3次，此法有很好的补充精力的作用。

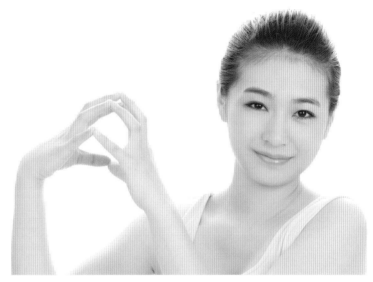

图4-28 触压十宣穴

捏拿腰背部督脉

取俯卧位从尾骶部，沿脊柱向上捏拿，至项后部，每次捏拿9遍。每日捏拿1～2次，此法能补一身之阳气，缓解大脑虚衰引起的头昏、头痛等症状。

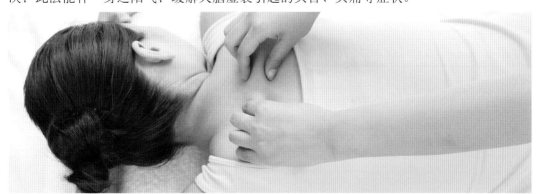

图4-29 捏拿督脉

总有人说我六十多岁的人还这么硬朗、精力这么充沛，其实这和长期练我自创的单氏经络保健操不无关系。早上练一次赖床操，等于在赖床的同时对全身的经络进行一次总动员，一天都精力充沛。而单氏颈椎保健操是我在写博客、整天坐在电脑前上网的过程中琢磨出来的。这套颈椎保健操在我写博客的这些年里很好地保护了我这个老太太的颈椎，让我能够无所顾忌地上网、写博客。

我把这两套操也写在书中，希望有更多的人从中获益。

第五章

单氏经络保健操

单氏颈椎保健操

很多颈椎病不光是颈椎的问题，大多还伴有肩部症状，医学上将其统称为颈肩综合征。单氏颈椎保健操在锻炼颈部肌群的同时，也锻炼了肩背部肌群，其效果比一般的颈椎锻炼操要好。很多肩周炎患者在练习此操后，其肩膀疼痛也得到缓解。

颈部运动

头部保持水平，先轻柔缓慢地向左旋转头部，将脸和下巴转向左肩，以达到极限为宜，保持5秒钟，然后回正，重复5次。同样的方式向右旋转头部，将脸和下巴转向右肩，以达到极限为宜，保持5秒钟，然后回正，重复5次（锻炼颈部肌群）。

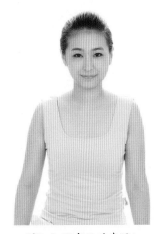
图5-1 颈部运动步骤1

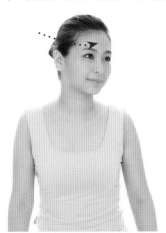
图5-2 颈部运动步骤2

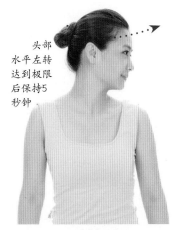
头部水平左转达到极限后保持5秒钟

图5-3 颈部运动步骤3

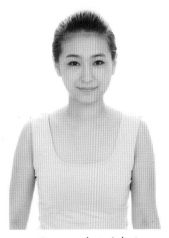
图5-4 颈部运动步骤4

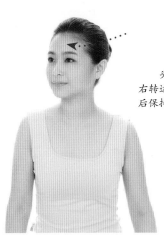
图5-5 颈部运动步骤5

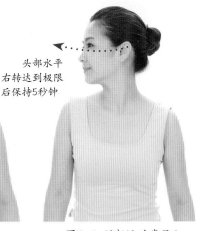
头部水平右转达到极限后保持5秒钟

图5-6 颈部运动步骤6

🪷 肩部运动

　　双臂前伸十指交叉，手掌外翻，直臂轻柔缓慢上抬，以达到极限为宜，保持5秒钟，然后回正，重复5次（锻炼双臂斜方肌、三角肌及肩部肌肉，使颈肩部肌肉得到最大限度的活动）。

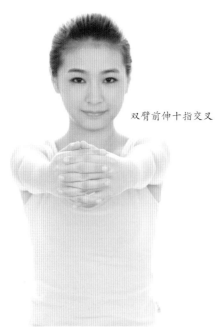

双臂前伸十指交叉

图5-7　肩部运动步骤1

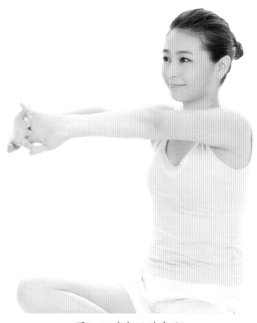

图5-8　肩部运动步骤2

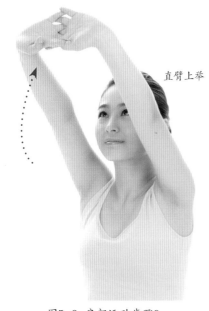

直臂上举

图5-9　肩部运动步骤3

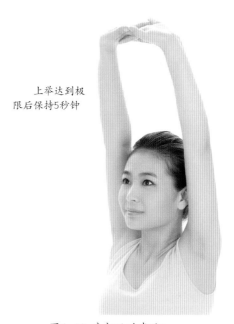

上举达到极限后保持5秒钟

图5-10　肩部运动步骤4

单氏赖床操

关于赖床这个话题，很多人都是深有感触的。我们很多人都是在早上被父母一次次叫醒，睁开惺忪的睡眼爬起来上学。

赖床究竟好不好，国内外的专家通过研究得出一致的结论，那就是：赖床5分钟，对人的身体十分有好处。

国内外的专家通过研究得出一个相同的结论：赖床5分钟，对人的身体十分有好处。为什么这么说呢？在被窝里小"赖"5分钟，不但可以让尚处在松弛状态的肌肉有个缓冲时间，使正在"休息"的血液逐渐清醒，还能调节精神状态。

如果醒来后一骨碌爬起来，肌肉突然剧烈活动，容易产生酸痛感。而且此时血流慢，不能一下子将氧气输送到脑部，血压也上不来，便会产生头晕等不适症状。所以，从健康的角度来看，我们应该"堂而皇之"地赖床。但要注意，赖床不是赖着一直不起来，最多只能赖5分钟。我的赖床操就是利用这5分钟，为您的足三阳和足三阴经来一次总动员。

这套操适合不同年龄的人群，尤其适合喜欢赖床的人操作。常做这套操，能起到疏通足三阴经和足三阳经的作用，手脚冰凉的人也会变得手脚温暖。

拉筋运动

清晨先不起床，做拉筋运动，双手环插胸前，双脚用力向上勾，达到极限，这样可以拉伸足部的韧带，每天做3～5次。常做这个操，韧带就能保持良好的伸缩性，大腿就不会抽筋。

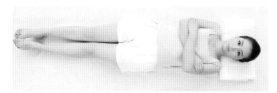

图5-11 拉筋运动步骤1

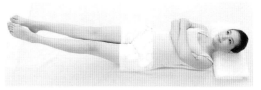

图5-12 拉筋运动步骤2

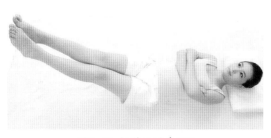

图5-13 拉筋运动步骤3

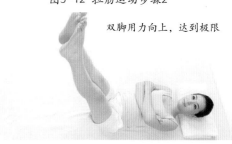

双脚用力向上，达到极限

图5-14 拉筋运动步骤4

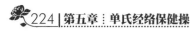

疏通足三阴经

用右脚脚掌内侧缘（足心或足跟，足心按摩的面积较大，足跟按摩的面积较小，但力度较大），依次从膝关节内侧向足部搓小腿内侧的3条足三阴经经脉（足太阴脾经、足厥阴肝经、足少阴肾经），从膝关节部位，向下搓擦能起到疏通足三阴经的作用。3条经络有交叉，所以搓擦线路也不用十分准确。先用足心搓10次，然后用足跟搓，每条线路搓擦10次，3条经脉共30次，最后再用足心搓。

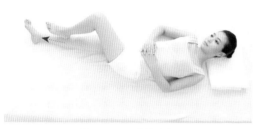

图5-15 足跟搓脾经

搓擦脾经有滋阴养血的功效，可治疗消化系统疾病，如食欲下降、便秘等，同时还能减肥、祛痘。

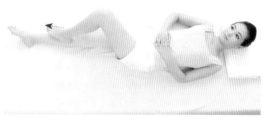

图5-17 足跟搓肝经

搓擦肝经主要是治疗泌尿生殖系统疾病，如男性前列腺疾病、女性妇科病及肝胆疾病。如果肝火旺盛，可用右脚跟部或右脚的大拇趾按摩太冲和行间，按揉30次。

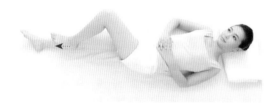

图5-16 足跟搓肾经

搓擦肾经可治疗腰痛、精力减退、神经衰弱。可以用右脚的脚跟部按揉左脚的涌泉穴，治疗神经衰弱、腰背酸痛有很好的作用。

小提示

遇到痛点、条索、结节，应着重搓擦，循序渐进直到没有痛点，这样经络就完全疏通了。

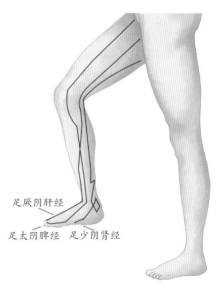

足厥阴肝经
足太阴脾经　足少阴肾经

图5-18 足三阴经在腿部走行图

疏通足三阳经

用右脚脚掌外侧缘或脚尖依次从膝关节部位向足部搓小腿外侧的3条足三阳经经脉（足阳明胃经、足少阳胆经、足太阳膀胱经），搓擦线路也不用十分准确。每条线路搓擦10次，3条经共30次，然后换左脚重复上面操作。

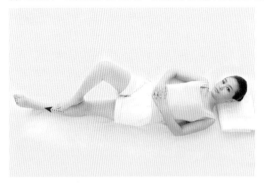

图5-19 搓胃经

搓擦胃经可治疗消化不良、口臭、牙龈肿痛、胃肠疾病及下肢痿证等。

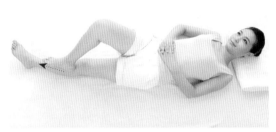

图5-20 搓胆经

搓擦胆经可缓解眼睛疲劳、耳鸣、头晕目眩；可治疗胆囊炎、乳腺疾病以及更年期人群情绪不稳等。

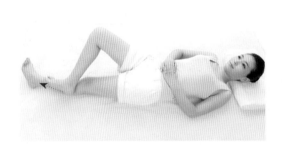

图5-21 搓膀胱经

用足心或足背搓擦膀胱经可治疗后背痛、关节痛、腰椎间盘突出、遗精、小便不利、痔疮及痹证等。

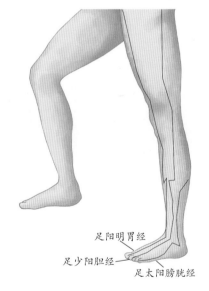

足阳明胃经
足少阳胆经
足太阳膀胱经

图5-22 足三阳经腿部走行图

搓足三阳经用手搓会更加方便，先用整个手掌同时搓3条阳经10次，然后用大鱼际依次搓各条阳经，每条经10分钟，最后再用手掌同时搓3条阳经。遇到痛点、条索、结节，应着重搓擦，循序渐进直到没有痛点。

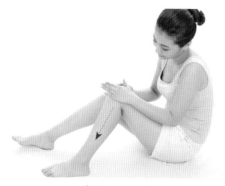

图5-23 掌搓三条阳经步骤1

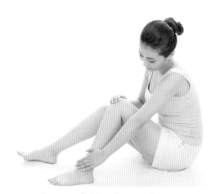

图5-24 掌搓三条阳经步骤2

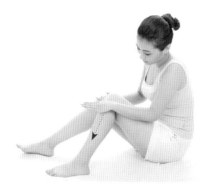

图5-25 大鱼际搓胃经

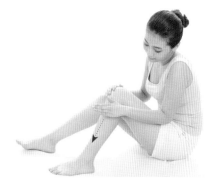

图5-26 大鱼际搓胆经

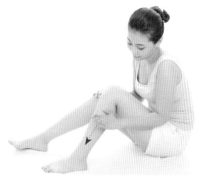

图5-27 大鱼际搓膀胱经

搓擦经络，不仅仅可以疏通足三阴和足三阳，还有按摩脚部的功效。常用足心按摩，会促进胃肠消化和吸收；用足跟，会疏通小腹部位气血运行，使生殖系统得到气血的儒养；常用大拇趾，会促进大脑神经元发育。足部是全身的缩影，这套操可以调理全身各部分，可谓一举多得。

搓擦大约用时5分钟，可以闭眼进行。搓擦完成因三脏三腑气血得到疏通，顿时觉得神清气爽，困意全无，不再赖床。

常练此赖床操可以强身健体、驱除疾病、提神醒脑。

老年朋友平时还可以用足跟按摩腿部的穴位来保健。因用脚按摩力度要大于手，所以效果更好且不容易疲劳。